フィジカルアセスメントに活かす

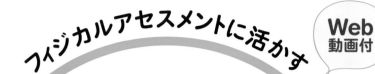

Web
動画付

看護のための
はじめてのエコー

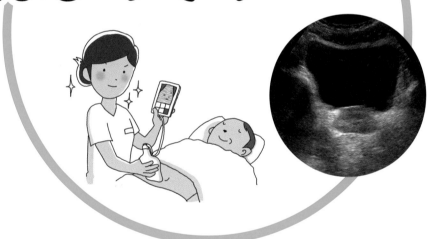

編集
藤井徹也 豊橋創造大学　保健医療学部　看護学科　教授
野々山孝志 一宮西病院　リハビリテーション科　部長

医学書院

フィジカルアセスメントに活かす

看護のためのはじめてのエコー

発　行　2023年3月1日　第1版第1刷©

編　集　藤井徹也・野々山孝志

発行者　株式会社　医学書院

　　　　代表取締役　金原　俊

　　　　〒113-8719　東京都文京区本郷1-28-23

　　　　電話　03-3817-5600(社内案内)

印刷・製本　三美印刷

ISBN978-4-260-05011-1

執筆者一覧

編集　**藤井徹也**　豊橋創造大学　保健医療学部　看護学科　教授

　　　野々山孝志　一宮西病院　リハビリテーション科　部長

執筆　**岡本英次**　はままつ共同法律事務所　弁護士

　　　刑部恵介　藤田医科大学　医療科学部　臨床教育連携ユニット
　　　　　　　　　生体機能解析学分野　准教授

　　　工藤慎太郎　森ノ宮医療大学　インクルーシブ医科学研究所　所長

　　　酒井一由　藤田医科大学　医療科学部　臨床教育連携ユニット
　　　　　　　　　形態・病理診断学分野　特任准教授

　　　酒井康子　中野医院，はっとりクリニック知立　臨床検査技師

　　　篠田貢一　東海学院大学　健康福祉学部　管理栄養学科　教授

　　　高井洋次　藤田医科大学病院　放射線部　主任

　　　藤井徹也　豊橋創造大学　保健医療学部　看護学科　教授

　　　山根友絵　人間環境大学　看護学部　看護学科　教授

執筆協力　**河西謙吾**　加納総合病院　リハビリテーション科　科長

はじめにのはじめに

だれでもマスターできる！　初心者の看護師が理解しやすくなるための工夫

　本書は，超音波検査をあまり身近に感じていない看護師が，まずは興味を持ち，必要性も感じるための1冊（書籍）にしたいと考えて企画しました。大きな工夫を挙げてみます。

　とにかく超音波検査を身近に感じてもらうために，第1章では，超音波機器への苦手意識を強くさせないように，専門的な用語や図は用いず，山びこやボールを例にとり，画像が映るしくみを解説しています。また，本書全体にわたっていることですが，「ですます調」を用いて，読者に語り掛けるよう意識をして書きました。

　それから第2章では，超音波検査や超音波画像の特徴について丁寧に解説しています。また，本文中の言葉の説明も工夫しました。例えば，超音波検査に特有な言葉については，1つひとつ用語の説明を加え，初めて超音波機器に触れる看護師でも理解しやすいようにしました。本書では，看護師が持ち運びできる小型超音波機器を中心に解説しているため，「超音波装置（一部記載あり）」ではなく，あえて「超音波機器」と表現しています。さらに「超音波検査」「エコー」の言葉についても，見出しや文章の内容から，使い分けをしています。

　そして，超音波検査では経皮的に体内の状態を把握するので，撮影や画像の読み取りには体内の臓器の位置関係を理解することがとても重要です。そのため，解剖が苦手と思っている看護師でも理解しやすいよう，第3章では超音波検査で観察する部位の臓器や血管などについて，多くのイラストを示すことでそれらの位置関係が把握できるようにしました。また，他の章でも文章を補足するための**イラスト（シェーマ）を多く採用**して，初心者でも理解しやすいように工夫しています。特に超音波画像は白黒画像のため，読み取りが難しく感じられがちですが，超音波画像の隣にシェーマを示しているため，比較することで超音波画像の理解が深まると思います。

　第4章では，利用したい看護場面を紹介しました。例えば，「膀胱の検査」や「便秘の観察」などは，初心者でもベッドサイドで活用できます。

　超音波検査の基本的な知識や手技を解説した後に，第5章では具体的に活用できる「**事例**」を示しています。事例を学ぶことで，どのような場面で超音波検査が役立つのか理解でき，実践でのアセスメント力の向上につながると考えます。

　本書全体を通して，臨床の看護師が実践ですぐに役立てられる内容にしたいと考え，日頃から超音波検査を行っている臨床検査技師，理学療法士も執筆陣に加わり，ノウハウを提示してもらっています。しかし，それだけでは初心者の看護師にとって理解が難しく，実践で応用しにくい可能性があります。そのため，これまで超音波検査が未経験の看護師に本書の記述を確認してもらう作業を行いながら進めました。また，文章ではどうしても理解しにくい点については，**実際の動画（一部静止画）**を付録にすることで，スキルをより深めてもらえるように工夫しています。

このように，本書は超音波検査を始めようとしている看護師の皆さんが必要とする情報を，ポイントを絞って分かりやすく解説する工夫を重ねています。また，すでに超音波検査を実践している看護師の皆さんにとっては，撮影の手技のポイントや超音波画像の読み取りのポイントが再認識できます。看護技術の技術教育に関わっている教員の皆さんにも理解しやすい書籍であると考えています。

　多くの看護師の皆さんに，気軽に目を通し理解を深めていただくことを，心より願ってやみません。

2023 年 3 月

編集　藤井徹也，野々山孝志

はじめに

看護師自身が超音波機器を手にする時代に

　看護師にとって超音波（エコー：echo）検査は身近な存在であり，その画像や動画も必要なデータとしてさまざまな臨床現場で活用されていると思います。ただ，それは医師や検査技師など他の医療職が実施した検査の画像や動画データを活用するものです。しかし，現在の医療現場では，看護師自らが超音波検査を実施し，そこで得られたデータを活用する時代が到来しつつあります。

　そこで，まずは看護師自身が超音波検査を行う必要性について紹介します。看護師が患者にケアを行う場合には，そのときの状態を把握する必要があります。そのためには，本人からの訴え，バイタルサインの測定，血液検査や画像検査のデータなど，さまざまな情報から身体の中で何が起こっているのかを把握していると思います。これらの中で，画像検査は，外から観察しただけでは分からない身体内の状況・状態を視覚的に確認することができる重要なデータです。身体の中の状態を視覚的に確認できれば，適切なアセスメントにつながります。しかし，X線検査，CT（computed tomography）検査，MRI（magnetic resonance imaging）検査などは，医師の指示の下で放射線技師により行われます。そのため，看護師が必要なときに自ら必要な画像を得ることはできません。一方，超音波検査は，看護師にも活用できる検査なのです（☞第1章）。

　超音波は，人が聞くことのできないレベルの高い周波数の音波のことです。音波は，何かに当たると跳ね返ってきます。つまり，超音波の出るプローブという器具を皮膚に当てて超音波を体内へ伝えることで臓器などから跳ね返ってくる音を得ることができます。この跳ね返ってきた音を電気信号に変換することで画像を作ります（☞第2章）。また，超音波は体内への影響が少なく，従来から妊婦と胎児の観察などにも活用されています。

看護師にとって有効な手段である超音波機器

　看護師は，患者の体内の状態を把握するために，経皮的に視診，聴診，触診，打診などの手技を実践しています。しかし，体内の深部や，音が得られないものの状況を把握することは困難です。それを補う方法としては，超音波検査は非常に有効です。実際には，以下のような場面で活用ができます。
・膀胱内の尿量測定
・直腸内の便の観察
・褥瘡の観察
・関節の観察
・甲状腺の観察，など

また，聴診などと関連させながら，アセスメントに活用できる場面としては，心臓の状態の観察，嚥下の評価などが考えられます。

看護師の皆さんが，このような場面で超音波検査を活用することで，アセスメントするための情報が増え，適切な援助実践につながると考えます。

看護師にとってなくてならないアイテムになるポケットエコー

超音波検査を行うためには，超音波を体内へ伝えるためのプローブと画像を確認するための本体が一式必要となります。病院では，プローブと本体が一体型になっている大きな超音波機器を思い浮かべるかと思います。しかし，最近は，ポケット型のワイヤレスプローブとスマートフォン大の本体の超音波機器（ポケットエコー）も開発されています。このポケット型の登場により持ち運びも便利になり，病院のみでなく，在宅でも訪問看護でも活用が可能な状況になっています。また，価格についても以前よりも安価になる傾向があり，一部機器ではリースも可能です（iViz air，富士フイルムメディカル製，約3万5,000円/月額，2023年2月現在）。さらに，超音波検査を活用することで，バイタルサインの値などと同様に必要な視覚的情報として，看護師間，多職種との連携で共有することも可能です[1]。

ポケットエコーの具体的な活用方法としては，次の①～④などが考えられます。①便秘について，実際にどのくらい便が貯留しているか把握することができます。画像で示すことで，患者や利用者，家族にも分かりやすく説明でき，不必要なグリセリン浣腸や摘便の実施を減らしたり，食事量との関連を確認したりすることにもつながります。②残尿測定にも活用できます。残尿測定については，看護師が以前から超音波検査を活用し，画像による膀胱径を測定することで残尿量を算出していました。しかし，前述したiViz airでは，AI技術により膀胱のエコー画像から膀胱内の尿量を数値で示してくれるため，簡単に残尿量を把握することができ，短時間に適切な量を把握することにつながります[2]。③褥瘡では，状態の把握と経時的変化を画像データで把握することができます（☞第4章）。また，皮膚表面の観察だけでなく，表面からの観察では分からない深部組織損傷（deep tissue injury, DTI）の評価に有効だと思います。そして，皮下組織の状態を把握することできます。褥瘡の観察については，トレーニング用のモデル（M193，坂本モデル）[3]も開発されており，各自のトレーニングに役立ちます。④急変時にでもその場で看護師が状況を確認し，適切な判断につなげることもできます。黒沢[1]は，在宅での使用で救急搬送に頼らずに在宅で過ごすことを選択するための一助となり，同時に救急搬送を減らすことにつながるメリットを述べています。

さらに，超音波の特徴から，これまで空気を含む肺についての観察は，胸腔内の胸水などの液体貯留以外にあまり行われていませんでしたが，超音波機器の解像度の改善とアーチファクト画像の分析により，"肺をエコーで診る"時代になってきています[4]。このように超音波機器の進化により，今後はより多くの場面での活用が期待さ

れます。

　本書は，看護師に超音波検査の実施がより必要になることを見据えて，これから超音波検査を始めようとしている看護師や基礎教育課程の学生が理解しやすいように超音波機器の特徴や使用方法，読み取りから判断までを分かりやすく紹介しています。

2023 年 2 月

編集　藤井徹也

参考文献

1)　黒沢勝彦：アセスメントの精度・速度を高め，不要な医療を減らす．訪問看護と介護 25（4）：272-277，2020．
2)　FUJIFILM，超音波診断装置・ポータブルエコー iViz air Ver.5　コンベックス．
　　https://www.fujifilm.com/jp/ja/healthcare/ultrasound/iviz-air/iviz-air-convex［2023.02.01 アクセス］
3)　坂本モデル，M193 組織損傷超音波観察トレーニングファントム　株式会社坂本モデル．
　　https://www.sakamoto-model.co.jp/echo/m193/［2023.02.01 アクセス］
4)　野村岳志：Point-of-care lung ultrasound．日本集中治療医学会誌 23（2）：123-132，2016．

目次

第3章

体表と臓器の関係をはっきりさせよう

第4章

いよいよ，超音波機器を使ってみよう

表紙画像提供/刑部恵介
解剖図/田添公基
イラスト/加納史絵
ブックデザイン/加藤愛子（オフィスキントン）

付録 Web 動画の見かた

　本書では，身体の各部位を超音波機器で観察している動画を付録として Web 上に収載しました。パソコン，スマートフォン（iOS, Android），iPad でご利用いただけます。フィーチャーフォンには対応しておりません。

　Web 動画に関連する本文箇所に，QR コード▶を示しました。

　下記 QR コード，または URL からアクセスし，本ページ下部に記載の ID とパスワードを入力してください。

QR コード

URL

https://www.igaku-shoin.co.jp/prd/05011/

　ご利用にあたり，下記をご了承ください。

・本動画の利用は，本書の個人所有者に限ったものとし，第三者への ID，パスワードの提供・開示はお控えください。

・動画を再生する際の通信料（パケット通信料）は，読者の方のご負担になります。

・動画は予告なしの変更や修正，配信を停止する場合があります。

・動画は医学書院 Web コンテンツユーザーサポートの対象外です。

・「心臓の読み取り」以外の動画には BGM が付いています。

ID：	igs-nurse
パスワード：	echobook202303

第 1 章

まず，超音波検査を行う前に

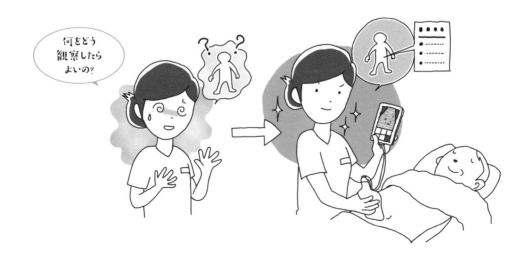 実はそこまで難しくない！

超音波機器の活用は看護師のスキルの1つ

　「はじめに」で紹介したように，もはや超音波機器の活用は，看護師が日頃から実践しているフィジカルイグザミネーションのスキルの1つと捉える時代です。2000年代になり，看護師にフィジカルアセスメント能力が求められ，イグザミネーションのスキルを修得する必要性が出た際に「え〜〜?!」と困惑した人もいると思います。しかし，現状はどうでしょうか。基礎教育課程からフィジカルアセスメント（ヘルスアセスメント）がカリキュラムに組み込まれ，抵抗なく実践されていると思います。それと同じように超音波の活用も近い将来，フィジカルアセスメントのためのスキルの一部

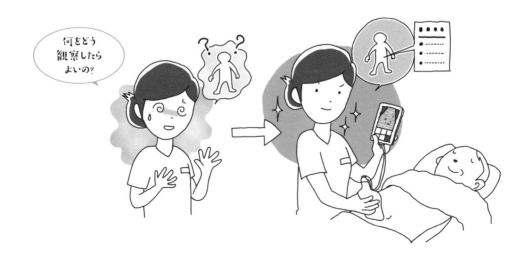

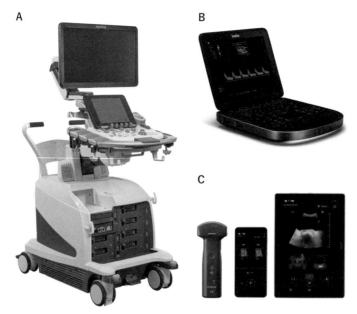

図1-1　超音波画像診断機器
A）大型（ARIETTA 750SE）
B）ノートパソコン型（SonoSite Edge II）
C）超小型（iViz air Ver.5 Convex）
　　　　　　　　　　（写真提供／富士フイルムメディカル株式会社）

となり，得られる情報が増えることでアセスメントもさらに適切に実践できると考えます。また，看護職の中でも助産師は，胎児の確認などで既に超音波を活用しています。

　時流に乗って超音波を活用できるようになりましょう!!

　「でも……」「難しそう！」などと思うかもしれませんが，看護師として必要な超音波機器の活用は，そこまで難しくありません。その理由を紹介します。

超音波機器を扱うのは難しくない

超音波機器の種類と構成（19頁）

　超音波機器には大型のものから，ノートパソコン型，超小型（ポケット型，ポケットエコー）といろいろな種類があります（**図1-1**）。共通することは，画像は基本的には白黒であることです。検査室で見るような大型の装置では，操作パネルが複雑に感じますが，画像は白黒であるため，コントラストの調整，拡大機能，焦点機能の操作を理解すればそれほど難しくはありません。もちろん，分かりやすい画像を得るためには，トレーニングと経験が必要になります。一方，超小型のものは，スマートフォン

のような感覚で操作ができます。超小型は用途が特化している機器もありますが，操作はそれほど難しくありません。軽量であり，持ち運びができることもメリットです。

まずは慣れること

　まずは，操作に慣れることが大切です。皆さんが，初めて聴診器と血圧計を使ったときのことを思い出してください。除圧が一定でなく，収縮期血圧や拡張期血圧の値を正確に確認することができなかったのではないでしょうか。そのことで，血圧測定に苦手意識を覚えた人も多いと思います。しかし，現在はいかがでしょうか。抵抗なく，自信を持って実践しているのではないでしょうか。さらに，超音波機器の操作は，血圧計でのつまみ操作と異なり，画像を確認しながら調整を行えます。そのため，落ち着いて行えばよいのです。

解剖の知識が足りないけど，うまく撮影できる？

プローブを当てる位置

　看護師は，常に患者や利用者の状態観察を行っているため，身体の構造を理解しているのは当然のことですが，「解剖学は苦手！」と感じていないでしょうか。
　まずは，苦手意識をなくすことが大切です。では，どのように克服すればよいでしょうか。皆さん（患者も）の身体は，外部からの何らかの刺激（手術時の切開，外傷など）がない限り，皮膚で覆われています。健康であれば，その皮膚の内にいろいろな臓器が定位置に収まっています。そのため，まずは皮膚の下にどのような臓器があるか，「のぞいて，見てみよう！」と興味を持つとよいと思います。しかし，想像だけでは正しく判断できません。そのため，解剖学のテキストなど臓器の位置を示すものを活用して確認をします。本書では，第3章（54頁）で体表から各臓器の位置を理解できるように解剖図を掲載しています。また，画像の紹介でもプローブを当てた位置からの臓器を示すように工夫しています。イラスト（シェーマ）も参考にしてください。

確認できる臓器とできない臓器

　また，超音波の性質を理解して，「確認できない臓器は何？」についても考えるとよいと思います。超音波は，高い周波数の音波であることは紹介しました。皆さんも一度は体験したことのある「山びこ」を思い出してください。そびえ立つ山に向かって「ヤッホー！」と叫べば，「ヤッホー！」と反響します。この反響がエコー（echo）なのです。反響は，硬い山に自分の声が当たって発生します。同様に，表面が硬い骨で覆われている部位は，超音波が跳ね返ってしまうため内側に入ることはできません。すなわち，頭蓋骨で覆われている頭蓋内は超音波の確認には適していません。
　つまり，頭蓋内以外の部位には超音波を活用できます。いろいろな臓器を三次元で

確認することもできます。まずは，本書と共に，同僚とお互いに，または自分に超音波のプローブを当てて，身体をのぞいてみましょう！

画像に何が写っているかよく分からない

超音波画像のしくみ（16〜19頁）

　超音波画像は，前述したように反響した超音波を処理して画像に変換されています。その画像は白黒で示されています。現在，私たちはカラーの画像に慣れているため，白黒での画像は分かりづらいと感じるかもしれません。しかし，次に示すことを覚えると画像を立体的に理解できるようになります。

　まずは「画像の白は何？　黒は何？」を理解しましょう。画像の基になる反響は，超音波が固形物や硬いものに当たることで生じます。画像では，この反響が「白」で表されます。一方，水分や液体に超音波が当たると吸収されてしまい反響が起こりません。そのため，「黒」になります。さらに分かりやすいように，身近な場面で説明しましょう。高いところでゴムボール（超音波）を落としたとします。もし，アスファルトや石畳の地面に当たれば，勢いよく跳ね返ってきます。一方，水面であれ

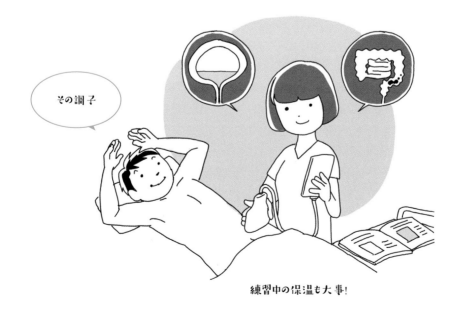

その調子

練習中の保温も大事！

ば，ゴムボールは，「ぽっちゃん」と水の中に消えてしまいます。つまり，ゴムボールの跳ね返り（反響）は生じません。

　まずは大まかに，「固形物・硬いもの＝白」「水分・液体＝黒」と覚えましょう。例えば，肝臓のような実質臓器では，全体は灰色に見え，肝臓内の血管や嚢腫は黒色に見えます。しかし，肝硬変により線維化が生じたり，充実性腫瘍が生じると白色が強くなります。

活用が広がる超音波

　超音波機器で検査する際にプローブにゼリーを塗って，検査後に患者の皮膚に付いたゼリーを拭き取った経験はありませんか。なぜ，検査後に患者にゼリーが残るようにして検査するのでしょうか。それは，超音波を安定して身体内部に当てるためです。つまり，超音波が空気中の不特定の方向へ向かってしまうことを防ぐためです。

　身体の中で空気がたまっている部位では，超音波は深部までスムーズに進むことができずに乱反射してしまいます。そのため，肺や腸内のガスは，その反射（反響）により，「白」に見えます。身近な例で考えると，隙間風が吹いている高いところからゴムボールを落とすと，風に影響して隣や奥の壁に当たり，跳ね返り（反響し）ます。そのため，「白」に見えます。では，肺には超音波は活用できないのでしょうか。近

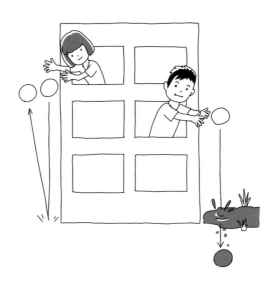

年，アーチファクト＊画像の理解により病態が把握できるようになり，肺気腫や肺水腫，間質の炎症などを確認するために活用されてきています[1]（39頁）。特に，新型コロナウイルス感染症の肺症状を確認するために活用されています。

「超音波検査は難しくない!!」と考えて，本書で方法と画像の診断を学びましょう!!

参考文献 ....
1)　野村岳志：Point-of-care lung ultrasound. 日本集中医誌，23（2）：123-132，2016.

（藤井徹也）

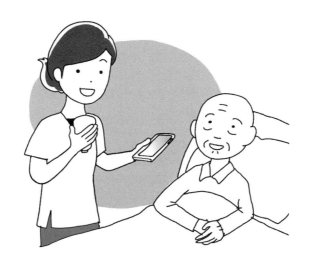

＊超音波診断においては，アーチファクト（artifact）は「歪」「虚像」などと訳され，有用な情報源として活用されている。

看護師と超音波検査と法律

　本項では主に，看護師が普段の業務の中で超音波機器を使うことに法的な問題はないことについて，関係する条文と共に説明します。

看護師の業務内容

看護師の定義

　そもそも看護師とは，法律上どのような業務を行うことが想定された職種なのでしょうか。

　看護師の免許や義務等の基本事項について定めた法律として，皆さんよくご存知の保健師助産師看護師法（以下，「保助看法」）という法律があります。

　保助看法第 5 条は，看護師の定義について次のように規定しています。

> **保助看法第 5 条**
>
> 　この法律において「看護師」とは，厚生労働大臣の免許を受けて，傷病者若しくはじよく婦に対する療養上の世話又は診療の補助を行うことを業とする者をいう。

　この条文からは，看護師は，療養上の世話と診療の補助を行うことが想定された職種といえます。もちろん実際に看護師が現場で対応しなければならない業務の中には，電話応対や書類の整理，後輩の指導等，さまざまなものがあり，この 2 つのことだけを行っていればよいというわけではありませんが，これら 2 つは業務独占といって原則として看護師しか行うことができませんので，特に重要な業務といえます[1]。

具体的な業務内容

　療養上の世話とは，傷病者らに対して診療や休養に関して必要な世話を行うことです。これは診療の補助とは異なり，医師の指示がなくても看護師独自の判断で行うことが可能です。

　診療の補助とは，傷病者らが適切な診療を受けられるようにするために，医師の指示に基づきこれを補助する行為のことです。

看護師が超音波機器を使うことに法的な問題はないか

では，このような業務を行うことが想定されている看護師は，業務の中で超音波機器を患者に使うことが可能なのでしょうか。

関係する条文として，まず医師法第 17 条の内容を確認したいと思います。

> **医師法第 17 条**
>
> 　医師でなければ，医業をなしてはならない。

この条文は要するに，医行為（医師の医学的判断および技術をもってするのでなければ人体に危害を及ぼし，または危害を及ぼす恐れのある行為）は医師のみが業として行うことができ，医師以外の者はこれを行ってはならない旨を規定しています。

超音波機器を患者に使うことは医行為に該当すると解されますので，この条文の帰結としては，看護師（医師ではない者）は業務の中で超音波機器を患者に使うことはできないということになります。

医行為禁止の解除

次に保助看法第 37 条を見てみましょう。

> **保助看法第 37 条**
>
> 　保健師，助産師，看護師又は准看護師は，主治の医師又は歯科医師の指示があつた場合を除くほか，診療機械を使用し，医薬品を授与し，医薬品について指示をしその他医師又は歯科医師が行うのでなければ衛生上危害を生ずるおそれのある行為をしてはならない。ただし，臨時応急の手当をし，又は助産師がへその緒を切り，浣腸を施しその他助産師の業務に当然に付随する行為をする場合は，この限りでない。

この条文の読み方ですが，まず，看護師は，診察機械の使用，医薬品の授与，医薬品についての指示，その他医師が行うのでなければ衛生上危害を生じる恐れのある行為を行ってはならない旨を規定しています。これは医行為の禁止を定めたもので，先ほどの医師法第 17 条と関連付いた規定です。

その上で，保助看法第 37 条はその例外として，主治医の指示がある場合等には，看護師はこれらの行為をすることができると規定しています。

結論

以上の内容を整理しますと，看護師は，原則的には医行為に該当する超音波機器の

使用を禁じられていますが，主治医の指示がある場合等にはこの禁止が解除され，診療の補助として超音波機器を使うことが可能になります。従って，結論的には，看護師が業務の中で超音波機器を患者に使うことには法的な問題がないということになります。

在宅での超音波機器の使用と特定行為に係る看護師の研修制度

在宅での超音波機器の使用

　これまでに説明してきたことは，医療施設内で超音波機器を使う場合だけではなく，在宅の現場で超音波機器を使う場合にも当てはまります。

特定行為に係る看護師の研修制度

　この点に関連し，2015（平成27）年10月1日に「地域における医療及び介護の総合的な確保の促進に関する法律」の一部として「特定行為に係る看護師の研修制度」が施行され，これに伴って保助看法が一部改正されました（保助看法第37条の2ないし第37条の4）。

　この制度は，今後訪れる超高齢社会を見据えて在宅医療等の推進を図るという目的で創設されたもので，これによって看護師の業務の幅が大きく広がりました[2]。この制度ではまず，看護師が行う診療の補助のうち，高度かつ専門的な知識および技能が特に必要とされるものが厚生労働省令で特定行為として定められています。そして，指定研修機関において特定行為研修を受講した看護師であれば，医師の具体的な判断がなくとも，医師が事前に作成した手順書によって一定の診療の補助（特定行為）を行うことが可能になりました。

　この制度を適切に活用することができれば，より迅速で時宜にかなった医療提供がなされることが期待できます。

　現時点（2023年2月時点）で既に21特定行為区分に含まれる38の行為が特定行為として認められていますので，今後，在宅医療の現場において看護師が超音波機器を使用する場面がさらに広がっていく可能性があります。

参考文献

1）　田村やよひ：私たちの拠りどころ　保健師助産師看護師法．日本看護協会出版会，45，2015．
2）　厚生労働省：特定行為に係る看護師の研修制度
　　　https://www.mhlw.go.jp/stf/seisakunitsuite/bunya/0000077077.html ［2023.02.06 アクセス］

（岡本英次）

第 2 章

基本のき

◀•))) これだけ分かれば大丈夫

超音波検査の特徴

（1）安全，安心に操作できる

> **ポイント1**
> ・簡単にかつ安全に体内を観察できる
> ・看護領域での利用が広まっている
> 　→残尿量の観察，便秘の状態の観察，褥瘡の観察など

　超音波検査とは，人の耳には聞こえない高い周波数の音波を，プローブという機器を身体に当てながら送信し，はね返ってくる反射波（エコー）を，コンピューターで処理，画像化して臓器の形態を調べる検査です。

　その特徴は，リアルタイムで臓器の様子が分かること，プローブを当てただけですぐに臓器の状態や動きが観察できることです。また，X線やCTと違い，人体に影響が少なく，繰り返し検査ができます。さらに，妊婦やペースメーカーを埋め込んでいる方も検査できます。

　比較的短時間かつ手軽に多くの情報を知ることができるので，看護の現場においても使い方に慣れれば，患者の状態を把握するためのとても有益なツールになります。発熱，黄疸，血尿などの症状の原因が分かれば，看護においてとても大事な情報が得られ，より有効なケアが提供できるようになります。将来は，医師・臨床検査技師に任せるのではなく，看護師が自ら操作することが当たり前になり看護・介護の場での必須の技術になると思います。

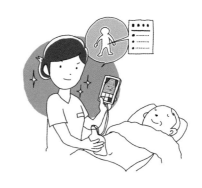

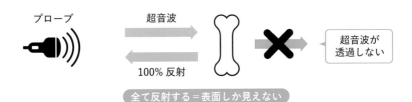

プローブ　　　超音波　　　　　　　　　超音波が
透過しない

100％反射

全て反射する＝表面しか見えない

図2-1　超音波が透過しない場合

（2）超音波検査で「見える臓器」と「見えにくい臓器」

> **ポイント2**
>
> ・反射するものは白く見える→骨，結石
> ・反射しないものは黒く見える→血管内（血液），膀胱内部（尿），胆嚢内（胆汁）
> ・少し反射するものは灰色に見える
> 　→肝臓，腎臓，膵臓，脾臓，甲状腺，乳腺など

　エコー画像は通常白黒画像です。その濃さの違いで臓器を観察します。

　ただし，例外として，血流を見るときはカラードプラ法を用いるので，赤と青の色で表示されます（26～27頁）。

　超音波を強く反射するものは白く映り，これを**高エコー**といいます。骨や結石などがこれに当たります。骨，結石の表面は高エコーですが，内部は超音波が届かないので，黒くなってしまいます。そのため，骨や結節の後ろにある臓器は超音波が届かないので見えにくくなります。

　超音波を反射せず，透過してしまうものは黒く映り，これを**無エコー**といいます。血管内や胆嚢，膀胱，心臓など液体（血液，胆汁，尿）を含むところがこれに当てはまります。

　軟らかい実質臓器（中身の詰まった臓器，肝臓，腎臓，膵臓，脾臓，甲状腺，乳腺など）は適度に超音波が透過し，適度に反射するので，臓器が灰色に見えます。それが**低エコー**です。その透過度の違いによって濃淡がつき，内部構造が観察できます。大動脈，頸動脈などの血管の壁も白色に見えます。これら臓器のエコー画像を見ることで，腫瘍，結石，ポリープなどを見つけることができ，大いに診断の助けになります。しかし，高度肥満の方は深部まで超音波が届かないため見えにくく，十分な検査ができない場合もあります。

　以下にその高エコー，低エコー，無エコーの例を示します。

【骨の画像】

　表面で超音波が全て反射され，高エコーとなります。内部は超音波が届かないので観察できません（**図2-1**）。

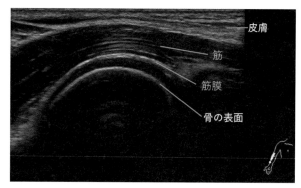

図 2-2　骨の画像
内部構造は観察できない。

皮膚
筋
筋膜
骨の表面

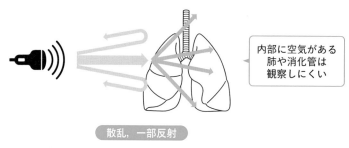

内部に空気がある
肺や消化管は
観察しにくい

散乱，一部反射

図 2-3　超音波が散乱する場合

　図 2-2 は骨の画像です。骨の表面は白く観察されますが，内部構造は観察できません。しかし，その表面にある骨の周りの軟骨，筋，皮膚は低エコーで，よく観察できます。

【肺の画像】

　表面の胸膜は高エコーで，内部の肺実質は低エコーになります（エコーでは観察できません）。肺表面の動きから呼吸，肺周囲の無エコーなどにより胸水を観察できます（図 2-3）。

　図 2-4 のように，肺の表面はよく観察できますが，内部構造はよく分かりません。

【腎臓・肝臓の画像】

　超音波の一部が通り抜け，適度に反射し，臓器は灰色に見えます。反射の程度の差により内部構造が分かります（図 2-5）。

● 腎臓の画像

　中心部は中心部高エコーとして観察できます。皮質と髄質は低エコーとして認識できます。図 2-6 のようにほぼ腎臓の形が鮮明に描出できます。

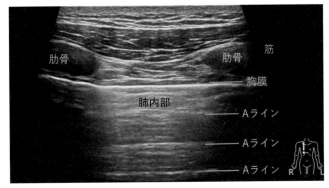

図2-4　肺の画像
肺の内部構造は観察できない。Aラインとは，プローブ接触面と胸膜との間の多重反射のことをいう。正常でも認められる。

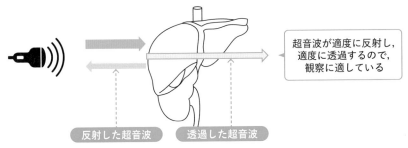

超音波が適度に反射し，適度に透過するので，観察に適している

反射した超音波　　透過した超音波

図2-5　超音波が適度に透過する場合

● 肝臓・胆嚢

　実質臓器である肝臓は，その内部に血管，胆管が走っています。下面には，胆嚢があります。

　肝臓実質は灰色に，血管，胆管，胆嚢は内部が液体なので黒く見えます。**図2-7**のように肝臓・胆嚢の形がよく分かります。

（3）超音波検査は思っているほど難しくない

　超音波機器はどんどん小型化，そして安価になり，比較的さまざまな現場で気軽に用いられるようになってきています。これまでは専門職が行っていた超音波検査は看護領域，介護領域でも有用に使えます。ここまで書いてきたことを読んでくれた方は，臓器って意外と簡単に画像として描出できるなと思われたでしょう。その通りです！　少し勉強して，慣れてくれば看護現場で大いに役立つツールになります。

　一度超小型エコー（以下，ポケットエコー）を使ってみると，「超音波機器はボタンが多くて，難しそう」という機器自体に対する心理的な抵抗感を取り除くことができます。実際にプローブを使ってみると，超音波画像が簡単に描出できること，またその画像を読み解けることが実感できます。

　看護・介護領域でのポケットエコーの利用範囲は多岐にわたります。

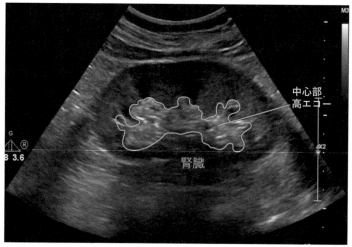

図 2-6 腎臓の画像
腎臓の実質（灰色），中心部高エコー（白色部）がしっかりと観察できる。

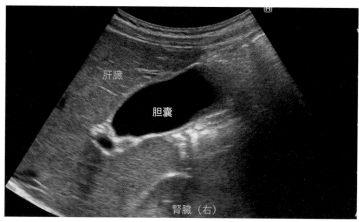

図 2-7 肝臓・胆嚢の画像
肝臓・胆嚢も鮮明に観察することができる。

　例えば下部尿路症状・機能の把握のために簡単に残尿量を測定することができ，それに応じて適切なケアもできます。尿道カテーテルが適切な位置にあるかどうかの確認もできます。

　それから嚥下の評価もできます。ある程度は間接的に誤嚥や咽頭残留の有無は推測可能ですが，超音波機器を使い直接的に画像から咽頭や喉頭内部を非侵襲的に観察することができれば，早期から吸引や食事の粘度調節など，摂食嚥下機能と病態に応じたケアが行えます。これにより，食べる楽しみを維持したいという患者の思いが支えられるでしょう。

　また，排便ケアにもポケットエコーはとても有用です。超音波検査により，直接，

結腸や直腸の便を観察することができます。これにより，排便状況，便秘の状態を確認できるので，適切な下剤・浣腸の使用の判断が可能になります。

　褥瘡の管理では，表面から見ただけでは分からない患部の深さ，進展範囲を把握することができるので，治癒または悪化の指標となります。よりよい看護を行うために，とても重要な情報です。

　ポケットエコーを武器に医師，患者とそのご家族，ケアに関わる他職種と画像を共有して，よりよいケアにつなげていただければと思います。

（酒井一由，刑部恵介）

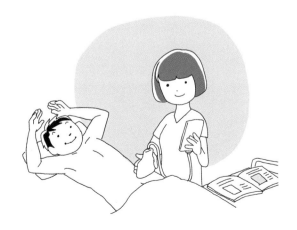

これだけ分かれば大丈夫

◄))) テクニックの基本

超音波機器の原理

> どうして画像が見えるの？→反射した超音波を捉えて，画像化しています

　ヒトが聞こえる音（可聴音）の周波数は，通常 20～20,000 Hz（ヘルツ）の範囲です。可聴音を超える高い振動数の弾性振動波（音波）のことを「超音波」と呼びます。

　超音波は指向性（音が広がらず，まっすぐ進む能力）が高いことが特徴です。つまり，音に方向性を持たせることができます。自然界では暗闇の中を飛ぶコウモリや海中のイルカが，障害物の検知や餌の探知に超音波を利用することがよく知られています。

　次に音の反射ですが，実際に体験する例としては，山びこが聞こえるのと同じです。山などに向かって大声で叫ぶと音波が山にぶつかって返ってきて，自分の声が聞こえます。

　医療用の超音波機器では，生体内に超音波を照射し，臓器・組織からの反射（エ

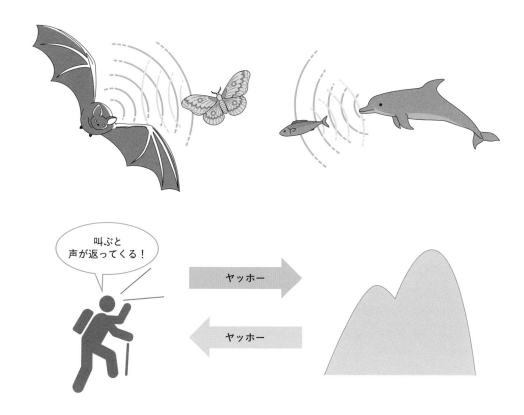

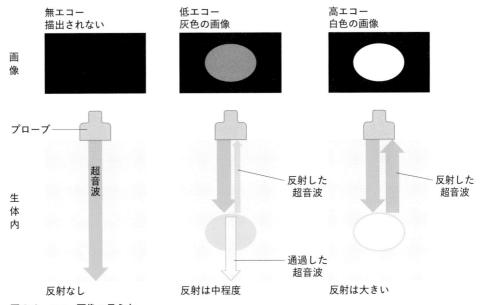

図 2-8　エコー画像の見え方

コー）を利用しています。超音波が臓器を伝わり，臓器の硬さの違いによりいろいろ
な強度で反射してきた超音波をプローブ内の受信機が受け取り，画像処理されてディ
スプレイに表示されます。画像上の点の明るさを反射強度に応じた濃淡の階調で表示
させます。その結果，臓器・組織が画像として表示されます（図 2-8）。

> 鮮明な画像を撮影するには？→周波数と透過性・分解能の関係を知っておきま
> しょう

　周波数は 1 秒間の波の数であり，その数をヘルツ（Hz）で表します。波長とは波の
1 周期の長さで，山と山あるいは谷と谷の間隔です。図 2-9A では周波数は少なく，
波長が長いことを表します。図 2-9B では周波数が多く，波長は短いことを表します。
　周波数の違いにより，画像の特徴が変わります。低周波の超音波は身体の内部まで
届きますが，解像力は悪いです。一方，高周波の超音波は解像力はよいのですが，身
体の深部まで届きません。観察する臓器の位置によって超音波の種類をうまく使い分
けることで，鮮明な像を観察することができます。
　超音波機器で用いる周波数はおよそ 2〜20 MHz（メガヘルツ，10^6 Hz）程度です。
　超音波の特性を表す言葉に「透過性」と「分解能」があります。どれだけ通りやす
いかを示すのが透過性，2 点間を識別できる最小の距離が分解能です。
　超音波は透過性と分解能が周波数に対して相反する関係にあります。低周波数の超
音波は透過性がよいため身体の深部まで届きますが，分解能が低く，細かい構造が分
かりません。逆に，高周波数の超音波は透過性が低いため深部までは届きませんが，
分解能はよくなるため，細かい構造まで観察できます。そのため，検査対象に合わせ

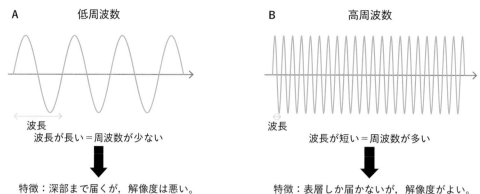

A　　　　　　低周波数

波長
波長が長い＝周波数が少ない

↓

特徴：深部まで届くが，解像度は悪い。
　　　肝臓・腎臓などに適する。

図 2-9　周波数の特性

B　　　　　　高周波数

波長
波長が短い＝周波数が多い

↓

特徴：表層しか届かないが，解像度がよい。
　　　甲状腺・乳腺などに適する。

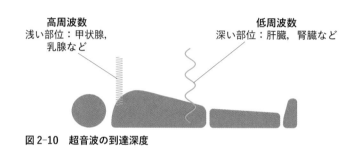

高周波数
浅い部位：甲状腺，
　　　乳腺など

低周波数
深い部位：肝臓，腎臓など

図 2-10　超音波の到達深度

た適切な周波数の選定が重要となります。体表から近いところにある甲状腺，乳腺，頸動脈は高周波を，肝臓や腎臓など深部にある臓器は低周波を使用します（**図 2-10**）。

> アーチファクトと臓器を区別するには？→超音波の物理的特性を知っておこう

　超音波の特性である反射・透過・屈折・減衰などを以下にまとめておきます。やや難しくなってしまうかもしれませんが，超音波の生体内特性や音響特性を理解することは，正しい診断を行うためにとても大切なことです。これらの特性を理解することによって，アーチファクトと実際の像を見分けることができ，明るさやピントなど，機器の正しい調節ができるようになります。さらに正しいプローブ走査も身に付きます。

反射・透過

　超音波は音響インピーダンス（超音波の通りにくさ，抵抗のこと）の異なる媒体境界面で反射します。

　音響インピーダンスの差が大きいもの（硬いものと軟らかいものが接している場合）ほど，反射する超音波の割合が大きく，画像としては白くなります。逆に，水分を含む

臓器同士が接しているときは，音響インピーダンスの差の大小に応じて反射・透過するので，透過性の違いにより臓器が薄い灰色から濃い灰色に描出され，画像ができます。音響インピーダンスに差がなければ，超音波は全て透過し，反射しません。反射がなければ画像はできず，黒くなります（無エコー）。

屈折

　超音波は，異なる媒体の境界に角度をもって入射すると屈折する性質を持っています。箸を水の入ったコップに入れると水と空気の間で箸が歪んで見える現象です。光が屈折するように，超音波も屈折します。屈折により，超音波画像が歪んだり，位置がずれたりすることがあります。

減衰

　体内を超音波が伝わっていく途中で，超音波の強度が低下することをいいます。身体の深部に行くほど，減衰して輝度が弱くなります。また，使用する周波数が高いほど減衰しやすくなり，低い周波数では減衰が少なくなります。空気中では著しく減衰します。

超音波機器の構成

　超音波機器を操作するためには，機器の構成や各種の調節機能についても理解しておく必要があります。

　超音波機器には大型のものから，ノートパソコン型，超小型（ポケット型）まで様々ありますが，構成はどれも同じで，プローブ（探触子，超音波送受信部），本体（データ処理部），ディスプレイ部（画像の出力部）の 3 つの部分からなります。

プローブ（探触子）

　プローブは，患者の身体に直接当てる部分です。音波を発生させ，送信させると同時に体内から反射した超音波（エコー）を受信する部分でもあります。超音波機器の主要構成部品であり，プローブの持つ周波数帯域や特性等の性能が装置全体の性能や画質に大きく影響します。

　プローブは，非常に繊細な部分です。プローブに傷が付くと画像が正常に表示されなくなりますので，取り扱いには十分気を付ける必要があります。例えば，プローブを機器の上に置いたまま移動すると，プローブが落ちて割れて壊れてしまいますので，不安定な場所に置くのは止めましょう。

　プローブの種類としては，①コンベックス型プローブ，②リニア型プローブ，③セクタ型プローブがあります。それぞれの特徴は次の通りです。

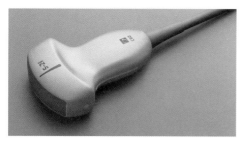

図 2-11　コンベックス型プローブ

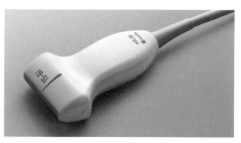

図 2-12　リニア型プローブ

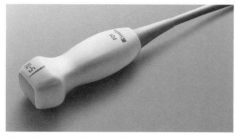

図 2-13　セクタ型プローブ

（写真提供／富士フイルムメディカル株式会社）

① **コンベックス型プローブ**（図 2-11）

　腹部の超音波検査時に使用するプローブです。身体に接する部分が大きく，扇状になっており，広い視野の観察が可能です。

② **リニア型プローブ**（図 2-12）

　高周波数を用いることが多いため，主に体表に近い頸動脈，乳腺，甲状腺などに使用するプローブです。解像度は高く，鮮明な画像が得られるのですが，深い部分は観察することができません。

③ **セクタ型プローブ**（図 2-13）

　心臓超音波検査（心エコー）に使用するプローブです。接地面が小さく，扇状に広い視野（広角）の観察が可能ですが，広がっているので深い部分の画像が粗くなってしまいます。

本体（データ処理部），ディスプレイ部

　本体部分に各種スイッチなどがあります。ディスプレイ部に超音波画像を映します。

画像の調整

① **ゲインの調節**（図 2-14）

　ゲイン（gain）は画面の明るさ（輝度，brightness）のことをいいます。ゲインを高くすると画面全体が明るくなります。ゲインを低くすると画面全体が暗くなります。

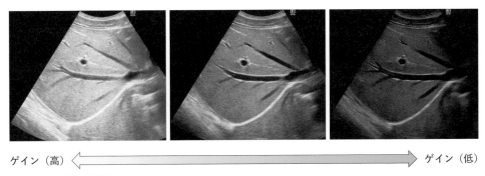

ゲイン（高）　←――――――――――――――――→　ゲイン（低）

図 2-14　ゲインの調節
ゲインを高くすると明るく，低くすると暗くなる。肝臓右葉（右肋骨弓下走査）

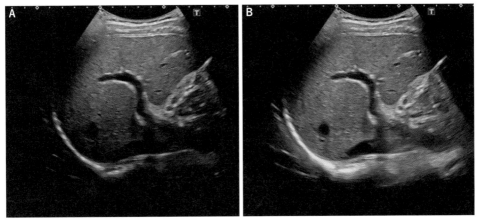

図 2-15　STC（深部別のゲイン調節）
STC の調節により，A の深い部分の暗さが B では補正されている。肝臓右葉（右肋間走査）

　ゲインは受信した信号全ての増幅度を上げたり下げたりしますので，高くしすぎるとノイズも一緒に増幅されてしまい，観察しにくい画像になってしまいます。また低く設定しすぎると，画像全体が暗くなってしまい必要な情報も表示されなくなってしまいます。ゲインは一度調整したら終わりではなく，常に適正な輝度を保つように調整しながら検査を進めることが大切です。

　また，超音波検査の画像モードはいくつかあります。そのうちの B モードは輝度（brightness）の略で，A モードの振幅を輝度に変換して 2 次元画像で表示させるものです。臓器の内部の構造や大きさを把握するのに最も広く用いられている表示方法で，超音波診断における基本となるものです。

②　STC の調節（図 2-15）

　STC（sensitivity time control：深さに応じた増幅度）とは，深度別のゲインに相当します。
　身体の深い部分では超音波の減衰する量が多いため，浅い部位に比べて反射波の強さがどんどん弱くなってしまいます。つまり，本来なら同じエコー輝度であるはずなのに深い部分は輝度が低くなってしまいます（図 2-15A）。

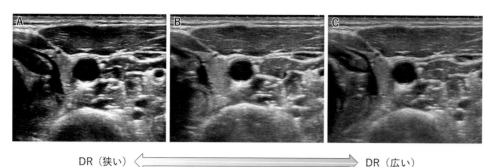

DR（狭い）⟵　　　　　　　　　　　⟶ DR（広い）

図 2-16　ダイナミックレンジ（DR）の調節
DR を調整することにより，コントラストを変えることができる（甲状腺，頸動脈）。単位は dB（デシベル）。
30〜90 dB の範囲で調整する。

　浅い部分より深い部分の輝度を上げることで，深度に影響されることなく一定のエコー輝度で表示することができます（**図 2-15B**）。
　また，STC もゲインと同様に一度調整したら終わりではなく，常に適正な輝度を保つよう調整しながら検査を進めることが大切です。

③　ダイナミックレンジ（図 2-16）
　ダイナミックレンジ（DR）とは，コントラストの調節のことをいいます。
　図 2-16C のように DR を広く設定すると，コントラストが下がり，軟らかい画像になります。臓器境界は不明瞭になりますが，低輝度を捉えるので，低輝度プラークなどは検出しやすくなります。一方，DR を狭く設定すると，**図 2-16A** のように画像は鮮明になりますが，低エコー領域が欠損してしまいます。血管や胆嚢などの液体が共存する箇所では臓器の形態がはっきりするので，観察に適しています。

④　フォーカス（focus）
　プローブから送信された超音波は，その特性から近距離では直進しますが，遠距離になると球面状に広がってしまいます。超音波ビームの広がりを防いで総合的な感度をよくするために，超音波ビームを収束させることをフォーカシング（focusing：集束法）といいます。写真のピントと同じで，画像が鮮明に見えるところに合わせます。

⑤　深度（depth，DEPS）
　depth of Field（視野深度）のことをいいます。簡単にいえば，拡大，縮小のことです。視野深度を深く設定すると対象物の画像は小さくなります。視野深度を浅くすると対象物を大きな画像で観察することができます。
　患者の体型や，患部の腫れによっては，画面の下側に臓器がはみ出すこともありますので，depth を深くして，全体を映し出すことができます。depth を浅く調節すると見たい部分が拡大できますので，異常所見を見つけたときに確実に観察できます。

検査の実際・留意点

超音波検査に必要な基本的断層面の名称（図2-17）

　超音波機器における断層撮影には，その撮影部位名称の付け方に特徴があります。

　まず，三次元における面とその断面の名称について復習しておきましょう。基準となるのは，地面に平行な水平面，身体を左右に分ける矢状面，矢状面のちょうど真ん中で身体を2つに分ける正中面，身体を前後に分ける前頭面です。

　超音波断層撮影の場合，目的の臓器に応じて，プローブの角度や方向を変えて，その場で自由に断層面を設定できます。CTやMRIの画像は断面が固定されていますが，自由に動かして目的の場所をリアルタイムに撮影できることは，超音波断層像の大きな特徴です。このように，動かしながら断層像を得ていくことを「走査」といいます。

　断面の名称と走査を組み合わせて撮影部位を表現します。例えば，身体の中心に沿って縦方向に撮影すれば，正中縦断走査断面（長軸像），身体を地面と水平方向に撮影すれば，横断走査断面（短軸像）となります。

　肝臓・膵臓・腎臓は肋骨の間や肋骨の下から撮影することが多いです。それぞれ肋間走査断面，肋骨弓下走査断面といいます。

　そのほかの表現方法として，臓器別の表現方法もあります。

　膵臓，脾臓，胆嚢など細長い臓器では，長軸に沿った断層像を長軸断面，短軸に沿った断層像を短軸断面といます。例えば膵臓を長軸方向で撮影した場合は膵臓長軸断面，短軸方向で撮影した場合は膵臓短軸断面という表現をします。

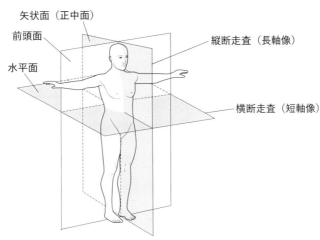

図2-17　基本的断層面

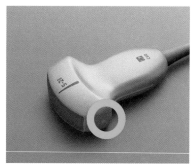

図 2-18　プローブマーク
（写真提供／富士フイルムメディカル株式
会社）

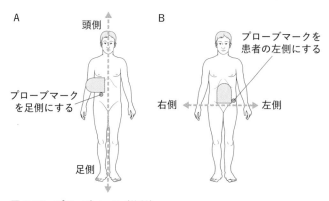

図 2-19　プローブマーク（体幹）
A）体幹長軸像
B）体幹短軸像

プローブマーク

　プローブは左右対称ではありません。片側だけに突起物があり，これをプローブ
マークといいます（**図2-18**）。このマークの位置により，画面上の上下，左右が決ま
ります。なお，一般的にプローブマーク側は，ディスプレイ部の右になります。

　体幹の縦断面（長軸像，**図2-19A**）を表示する場合，頭側を画面の「左」に，足側を
「右」に表示します。このように表示するには，プローブマークの位置を足側にして
操作します。

　体幹の横断面（短軸像，**図2-19B**）を表示する場合，エコー画面に向かって「左」を
患者の右側が描出できるようにします。プローブマークを患者の「左側」（患者に向
かって右側）にして観察すればこのようになります。

　四肢の縦断面（長軸像）の場合，ディスプレイ部の左側が身体の近位部（身体の中心
に近い，中枢側）を，右側が遠位部（身体の中心から遠い，末梢側）を表示するように描出
します。プローブマークを遠位側にして操作します（**図2-20A**）。

　四肢の横断面（短軸像）の場合，左右で表示する側が異なります。左側では，エ

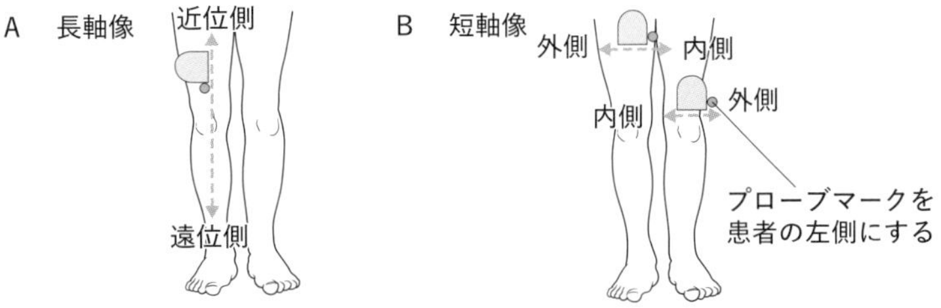

A　長軸像　近位側　　　　　B　短軸像　外側　　内側

遠位側　　　　　　　　　　　　内側　　外側

プローブマークを
患者の左側にする

図2-20　プローブマーク（四肢：下肢の例）

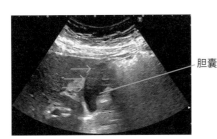

胆囊

図2-21　多重反射（胆囊）
線状の像（→）が繰り返している→多重反射。

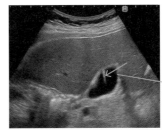

コメット
様エコー

図2-22　コメット様エコー（胆囊）
反射体の後方につながる先細りになる高エ
コー（→）→コメット様エコー。

コー画面の「左側」が四肢の内側になります。右側では，エコー画面の「左側」が四
肢の外側になります。いずれの場合も，プローブマークを患者の「左側」（患者に向
かって右側）にして観察します（**図2-20B**）。

アーチファクト

　アーチファクトとは，本来はないものが画像に現れる現象をいいます。X線，CT，
MRIなどの画像と違い，エコー画像は比較的簡単に撮れるのですが，画像にアーチ
ファクトが多く，目的の臓器の判別，診断が難しいことが最大の欠点です。このアー
チファクトを理解し，判別できれば，臓器とアーチファクトを見間違えることがなく
なります。以下にアーチファクトの例を挙げます。

多重反射

　プローブから出た超音波が，ある組織の境界面の間を何回か往復して反射が繰り返
される現象です。等間隔で同じような像が減衰しながら何度か見られます。反射率の
高い空気などがある消化管や，胸腔内の臓器でよく見られます。血管や胆囊などのよ
うな正常像では内腔に反射が見られない構造物内に発生すると，診断の妨げとなるこ
ともあります（**図2-21**）。

　コメット様エコーは，胆囊壁やその近くから後ろへ白い彗星（コメット）が尾を引
いているように見える所見です（**図2-22**）。アーチファクトですが，この像が観察さ
れると胆囊壁内結石が疑われます。間接的に診断の補助となることもあります。

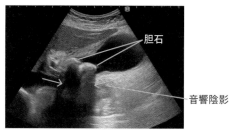

図 2-23　音響陰影
胆嚢結石の後方が暗く抜けている（→）→音響陰影。

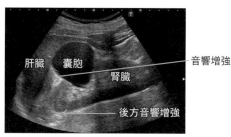

図 2-24　音響増強
嚢胞の後方が明るくなり（→），超音波が増強される→音響増強。

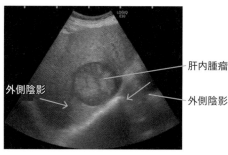

図 2-25　外側陰影
腫瘤の辺縁の後方から暗くなっている（→）→外側陰影。

音響陰影と音響増強

　強い反射体があると，その反射体のその先の部位には超音波が届かないので像ができません。この部分を音響陰影といいます。そのため，硬い反射体の場合は，その先が黒くなり内部構造が観察できません（**図 2-23**）。

　一方，超音波の減衰が少ない臓器（胆嚢，膀胱など）では，通過後のエネルギーは周囲より大きくなり，エコー強度が大きく（明るく）なります（**図 2-24**）。これを音響増強といいます。

外側陰影

　辺縁平滑な球状腫瘤を呈する場合や，組織間の音速や音響インピーダンスに大きな差がある場合に超音波を入射すると，接線方向にビームの屈折が生じて，側方から後方に音響陰影を生ずることがあります。これを外側陰影といいます（**図 2-25**）。

カラードプラ法

カラードプラって何？

　音源が移動しながら音を発するとき，進行方向に進む音は波長が短くなり，反対に進行方向と逆方向に進む音は波長が長くなります。この現象がドップラー効果です。有名な例としては，救急車が通り過ぎる際，近づくときにはサイレンの音が高く聞こ

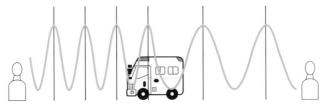

図 2-26　ドップラー効果の例
救急車が近づいてくるときは高い音，遠ざかるときは低い音が聞こえる。近づくときと離れるときでは音の波長が変わるため，音が変化して聞こえる。

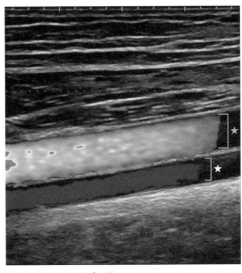

図 2-27　カラードプラ法
患者の身体に当てるプローブに近づく方向の血流は赤く（★），遠ざかる方向の血流は青く（☆）表示される。

え，遠ざかるときに低く聞こえる現象です。これは，サイレンの音は変化していないのですが，救急車が移動するので聞いている人にとっては近づくときと離れていくときで波長が変わり，耳に届く音が変化するためです（図 2-26）。

　カラードプラ法とは，このドップラー効果を利用して，モノクロ表示の超音波断層像の上に，血流のある部分をカラーで表示する方法です。血液の流れる方向がプローブに向かってくるのか，あるいは離れていくのかを区別して示します。患者の身体に当てるプローブに近づく方向の血流を赤く，遠ざかる方向の血流を青く表示します（図 2-27）。

カラードプラ法の利用方法
①脈管であることの確認ができる

　超音波検査をしていると，血管かどうか判断に迷うときがあります。

　例えば，拡張した胆管なのか，門脈なのか区別がつかないときがあります。そんなとき，カラードプラのボタンを押すだけで判断できます。色が付けば血管，付かなけ

れば胆管という具合です。腎臓を観察しているときでも，水腎症なのか，腎静脈なのかを同様に瞬時に判断できます。

②血管網の増加で炎症・腫瘍の判断ができる

胆嚢炎，大腸炎，腎炎，褥瘡など，炎症を起こしている組織内では，多数の血流シグナルが認められます。炎症時には血流が亢進していますので，カラードプラ表示にすれば，炎症により増加している血流をカラーシグナルとして捉えることができます。

また，腫瘍では血流が増加していることが多いので，同様に血流シグナルを捉えることにより腫瘍かどうかの判別に役立ちます。

参考文献

1) 種村 正（編集）：解剖と正常像がわかる！ エコーの撮り方 完全マスター．医学書院，2014．
2) 朝井均（監修），中村滋：エコ蔵じいさんの楽しい超音波診断 Handy Text ①腹部 第2版．金芳堂，2012．
3) 音波の基礎知識
   https://www.jsmoc.org/kiso/[2023.02.01 アクセス]
4) 日立パワーソリューションズ 超音波の基礎
   https://www.hitachi-power-solutions.com/product-site/finesat/basic/index.html ［2023.02.01 アクセス］

（酒井一由，刑部恵介）

長軸法・短軸法を使い分けて，
バスキュラーアクセス[*] への穿刺を成功させよう

長所と短所を理解する

透析開始時の穿刺困難は透析のスケジュールを圧迫し，術者，患者ともにストレスになるため，短時間で穿刺を行うことが望まれます。穿刺困難な患者の場合は，迷うことなくエコーガイド下での穿刺が行えるようにポイントを押さえておきましょう。

穿刺困難の原因としては，対象血管が細い，深い，狭窄がある，血管壁の状態不良（血栓の付着，石灰化，静脈弁の存在）などが挙げられます。いずれも超音波機器の利用により，容易に判断することが可能です。

長軸法（**図1**），短軸法（**図2**）の長所と短所を理解し，使い分けることで成功率が

＊血液透析を行う際の患者側のアクセスルートのことです。以前はシャントと呼ばれていました。シャントは動静脈短絡を意味しています。現在はカフ型カテーテルなど短絡を伴わないアクセスルートがあるため，バスキュラーアクセスと統一されています。

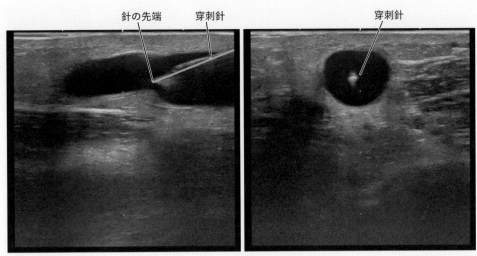

図1　長軸法　　　　　　　　　　　　　図2　短軸法

向上し，穿刺に伴うトラブルを減らすことができるでしょう。以下に，長所と短所を示します。

・長軸法　長所：穿刺針および血管の全体像が理解しやすい。
　　　　　短所：穿刺針と血管側壁との関係が分かりにくい。
・短軸法　長所：穿刺針と血管壁との関係が理解しやすい。
　　　　　短所：穿刺針の全体像が分からない。先端を描出するためには，プローブ
　　　　　　　　操作が必要。

長軸像と短軸像をうまく組み合わせて

　比較的太くまっすぐな血管では長軸像，細い血管や軽度の蛇行がある場合などは短軸像での穿刺が行いやすいと思われます。もしくは短軸像での穿刺を基本とし，長軸像で不足する情報を補完するとよいでしょう。いずれにおいても，プローブの中央に穿刺針がくるように固定する癖をつけましょう。

　長軸法の場合，プローブの軸と穿刺針の進行方向が一致するように調整します。描出されている断面に針先が見えていないと血管貫通などのトラブルの原因になり得るので，ときどきプローブを傾けて針の先端の位置を確認するようにします。

　短軸法においても，刺入部から穿刺針を追いかけて先端の位置を随時確認しつつ，同時に後壁を貫通するなどのトラブルを避けるように留意します。

　コツはプローブは大きく動かさず，固定した状態から傾きを変える扇操作によって，針の先端を追いかけることができるようにトレーニングすることです。

（高井洋次）

データの読み取りの基本（操作）

観察方法

　実際の検査は，機器の準備→患者・検査者の準備→観察の準備の順で行います。本項では，ポケットエコーを中心に解説します。

（1）機器の準備

　・電源を入れて，患者情報を入力しましょう。
　・必要物品をそろえましょう。

- 電源を入れます。
- 患者情報，検査部位を入力します。
- 必要に応じて他の物品も準備します〔ゼリー，ウォーマー，ゲルフィルム，ウォーターバッグ，食品用（包装用）ラップフィルムなど〕。
  - ウォーマー：ゼリーを温める装置（冬期に使用する）
  - ゲルフィルム：ゼリーがフィルム状になっているもの。ベタつかないので便利です。
  - 食品用ラップフィルム：感染予防のためプローブを覆うこともあります（衛生管理については33頁に詳述）。

　表2-1で現時点で発売されているポケットエコーについて簡単に紹介します。詳細は各メーカーのカタログやwebサイトなどを参照してください。

（2）患者・検査者の準備

　・観察部位以外はタオルで覆いましょう。
　・プローブは右手に持ち（本書は利き手を右としています），患者の右側に座ります。
　・患者の安全確保最優先で行います。

- 観察部位を露出し，それ以外の部位はタオルで被っておきます。
- 検査者は右手にプローブ，左手にポケットエコー本体を持ち（ベッドに置いてもよい），患者の右側に座ります。
- 患者の安全確保：患者の容態は急変する場合があることを前提に準備しておきます。横になるときのベッドの高さの調節，付き添いなどの配慮が必要です。心臓の異常所見の検出のために立位や座位をとることがありますが，めまいなどの危険があるので，できるだけ短時間にとどめましょう。

表2-1 ポケットエコー機種の特徴

商品名	Vscan Air	Vscan Extend R2 Dual Probe	iViz air Linear	iViz air Convex	ポケットエコー miruco
会社	GEヘルスケア・ジャパン（株）	GEヘルスケア・ジャパン（株）	富士フイルムメディカル（株）	富士フイルムメディカル（株）	日本シグマックス（株）
プローブ	ワイヤレスデュアルプローブ コンベックス 2～5 MHz リニア 3～12 MHz	セクタ 1.7～3.8 MHz リニア 3.3～8.0 MHz	リニア 5～10 MHz	コンベックス 2～5 MHz	コンベックス 3.5 MHz リニア 10 MHz
カラードプラモード	あり	あり	あり	なし	なし
連続使用時間	約50分	約60分	3時間	3時間	6時間
保存方法	モバイル端末、Wi-Fi対応	microSDカード	Wi-Fi対応、USB出力、内部ストレージ出力、DICOM（オプション）	Wi-Fi対応、USB出力、内部ストレージ出力、DICOM（オプション）	Wi-Fi対応 microSDカード USB接続
価格	798,000円（税抜）	980,000円（税抜）	プローブ：598,000円+液晶ディスプレイ（小）100,000円（大）150,000円	プローブ：598,000円+液晶ディスプレイ（小）100,000円（大）150,000円	コンベックス 228,000円（税抜）リニア 298,000円（税抜）デュアルプローブセット 476,000円（税抜）
その他	ワイヤレスタイプのポケットエコーです。IP67の防塵防水性能を持ち、開発段階ではMIL-STD-810Gに準拠した落下試験を実施しているため、毎日安心して使用できます。表示端末は必須要件*を満たすiOS/Androidが使用できます *詳細はGEヘルスケアまで	全画面タッチスクリーンで直感的な操作を実現。左室駆出率を自動計測するアプリケーションや、スキャン方法とSHOCKアプローチの基本手順を解説するプローブの教育ツールなど多彩な機能を搭載。さらに、循環器領域での用途もサポートし、心エコー検査に適しています。	プローブとの接続ケーブルが不要な、ワイヤレス対応の超音波画像診断装置です。機能をカスタマイズ可能遠隔地での画像共有（マルチビュー機能）AIアシスト機能（PV穿刺モードPlus/血管判別アシストモード）	プローブとの接続ケーブルが不要な、ワイヤレス対応の超音波画像診断装置です。機能をカスタマイズ可能遠隔地での画像共有（マルチビュー機能）AIアシスト機能（膀胱尿量自動計測機能、直腸観察ガイドPlus）	導入しやすい価格設定、軽量、日本語表示で簡単な操作を実現したポケットエコーです。深部用のコンベックスプローブと浅部用のリニアプローブの2種類のプローブがあります。
重量	205 g	441 g	147 g	190 g	リニア（表示器込）約445 g コンベックス（表示器込）約485 g

(2023年2月現在)

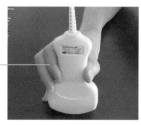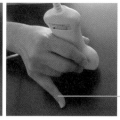

第1〜3指で中央部をしっかり固定する

第5指を体表面に置いて安定させる

図2-28　プローブの持ち方の注意点

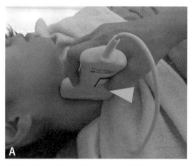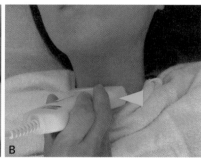

図2-29　プローブマークの位置
A）縦断走査の場合，プローブマーク（◀）は下側にする。
B）横断走査の場合，プローブマーク（◀）は患者の右側にする。

（3）観察の準備

・プローブは，第1〜3指でしっかり固定しましょう。
・プローブマークの位置は常に気を付けましょう。
・プローブにゼリーを多めに塗って，皮膚に密着させるようにしましょう。

プローブの持ち方

● プローブはどの型でも通常，右手で持ちます。第1〜3指で中央部をしっかり固定し，第5指を体表面に置いて安定させます（**図2-28**）。プローブの上部を持ったり，5本の指全部で握ったりしてはいけません。なるべく身体に触れる方を持つようにしましょう。

● プローブマークの方向（**図2-29**）：縦断走査での観察は，プローブマークが身体の足側にくるようにします。画面の右が人体の足側となっていることを確認しておきましょう。

横断走査での観察は，プローブマークが身体の左側にくるようにします。画面の右が人体の左側となっていることを確認しておきましょう。

プローブを持つ方向

● プローブ角度：皮膚に対して垂直に当てると画質が向上します。扇走査する場合

も，なるべく皮膚に密着させるように心掛けましょう。

● プローブ圧：適度な圧を加えると画質が向上します。ただし，肋間走査や創部は圧を加えないようにしましょう。

● ゼリーについての注意：プローブと皮膚を密着させるようにゼリーを多めに塗ります（冬期はウォーマーでゼリーを温めておくとよいです）。

● プローブの衛生管理：プローブも感染源になりえますから，創などを観察するときは，プローブを食品用ラップフィルム等でカバーします。検査後のアルコール清拭や低水準消毒が必要です。しかし，頻回にアルコール消毒をするとプローブの劣化を早めます。そのため，検査終了時はペーパータオルでゼリーを拭き取り，アルコールによる消毒は各メーカーの指示した方法に従ってください。また，ゼリーおよびその容器も清潔に保つ必要があります。

（4）画像の調整

> ポケットエコーでは，画質が部位によってプリセットされていることが多いです（機種による）。細かな設定は不要です。ここで諦めないようにしましょう。

　輝度・明るさ・コントラスト・表示サイズと焦点を，観察部位に合わせて調整します[*]。第2章「テクニックの基本」（20〜22頁）で詳しく解説していますので，そちらも参照してください。

● ゲイン（gain）：画面全体が見やすいように明るさを調整します。

● STC（sensitivity time control）：深さごとに画像の明るさを調整し，均一で見やすいように調整します。

● ダイナミックレンジ（DR）：観察目的に合わせたコントラストに調整します。
　広くする→コントラストのない画像（柔らかい画像）になります。
　狭くする→コントラストの強い画像（硬い画像）になります。

● フォーカス（focus）：観察したい画像にフォーカスを合わせます。

● 深度（depth）：画面表示深度調整機能のこと。エコー画像を表示させる体表からの距離を調節できます。観察したい部位に合わせて表示深度を調整します。

プローブの位置と読み取り画像

　看護領域で利用できる超音波検査について，基本となるプローブを置く位置と読み取り画像を領域ごとに解説します。検査の詳細については第4章の臓器別の項目を参照してください（69頁〜）。

---

[*]機種により異なりますが，ポケットエコーの調節スイッチは少ないです。ゲイン（gain）と深度（depth）程度で，あとの調整は必要ない機器が多いです。

頸部①

観察部位

甲状腺：甲状腺右葉・左葉，峡部

詳細は第4章「ちょっと限られた看護場面」の「甲状腺の観察」（124頁）を参照。

頸部食道

使用場面

甲状腺：ほてり，動悸，頸部の腫脹などの症状が見られるとき（甲状腺炎症などの確認）

頸部食道：経鼻胃管の確認

患者体位

仰臥位：枕はせず，やや上を向いてもらう。右葉・左葉の観察時は正面を向いていてもらう。

プローブの種類

リニア型

プローブの位置と方向

観察対象は甲状腺，血管，食道，喉頭蓋など。少しずつプローブを置く位置が異なる。

甲状腺：首の前側で，甲状軟骨のすぐ下から横下にプローブを当てる。

頸部食道：頸部食道は甲状腺の背面から左葉の背面に観察できるので，甲状腺を観察するときと同様にプローブを当てる。

プローブを当てる位置

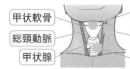
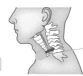

走査の様子

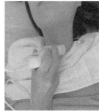

甲状腺：横断走査

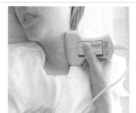

甲状腺 頸部食道：縦断走査

画像

[**甲状腺・頸部食道：横断走査**]

甲状腺は均一な構造が観察できるため，形態がよく分かる。

左葉とそれらを結ぶ峡部が観察できる。

甲状腺の背側に頸部食道が観察できる。

血管は内部が無エコー，血管壁は比較的高エコーなので簡単に区別でき，静脈は圧迫すると扁平になるので動脈と区別することができる。

横断像は患者の足側から頭側を観察した画像を示す。左右を間違えないように注意が必要である。

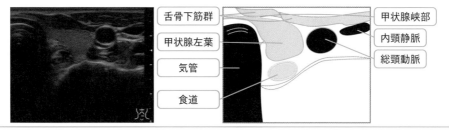

頸部②

観察部位

頸部血管：総頸動脈，内頸動脈，外頸動脈，内頸静脈

詳細は第4章「ちょっと限られた看護場面」の「頸動脈の観察」（119頁）を参照。

使用場面

めまい：血栓や粥腫による血管狭窄→脳への血流不全の有無確認

呼吸困難：心不全による頸静脈怒張の有無の確認

患者体位

仰臥位：右の頸動脈を観察するときは，やや左上，左の頸動脈を観察するときはやや右上を向いてもらう。

プローブの種類

リニア型

プローブの位置と方向

頸部前面のやや外側にプローブを当てると，甲状腺の外側に総頸動脈，内頸静脈が描出できる。頭側に向かい，内頸動脈と外頸動脈の分岐部まで観察する。

最初に頸部の足側から頭側に向かって横断走査で観察する。次に，プローブを90°右方向に回転させて縦断走査で血管壁を観察する。

プローブを当てる位置	走査の様子
頸部①参照	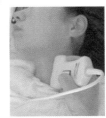 頸部血管の縦断走査

画像

［頸動脈：縦断走査］

内膜中膜複合体厚（intima-media thickness, IMT）の計測や，血管壁に存在するプラーク（粥腫）の存在，また内頸動脈狭窄などの有無を確認する。

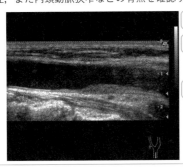
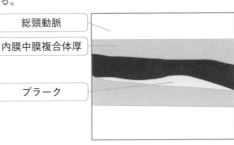

総頸動脈

内膜中膜複合体厚

プラーク

観察部位

喉頭蓋谷：喉頭蓋，喉頭蓋谷，梨状窩，気管，甲状軟骨，食道

詳細は第4章「幅広い看護場面で」の「嚥下の評価」（91頁）を参照。

使用場面

嚥下評価：誤嚥や咽頭残留物の確認

患者体位

立位：頭をやや後ろに傾けて観察する。

プローブの種類

リニア型またはコンベックス型

プローブの位置と方向

横断走査

甲状軟骨の上にプローブを当て舌根を描出し，プローブの角度を変えて徐々に下方（足側）に向けると，舌根の後方に無エコーの部位が現れる。ここが喉頭蓋谷にあたる。

プローブを当てる位置	走査の様子
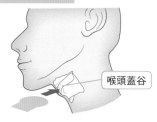	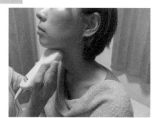
喉頭蓋谷	喉頭蓋谷の横断走査

画像

[喉頭蓋谷：横断走査]

喉頭蓋谷は，喉頭蓋の前側で舌根の後ろ側にある。食塊が残っていれば，この部分が高エコーになる。

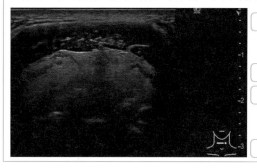
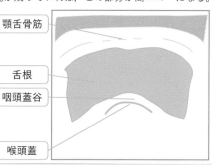

顎舌骨筋

舌根

咽頭蓋谷

喉頭蓋

胸部①

観察部位

心臓：僧帽弁，大動脈弁，左室壁の運動
詳細は第4章「ちょっと限られた看護場面」の
「心臓の読み取り」（112頁）を参照。

四腔断面：左心房，左心室，右心房，右心室，および二腔断面（左心房，左心室）

使用場面

胸痛，不整脈，呼吸困難，倦怠感，浮腫の原因を調べる（心機能の確認）。

患者体位

左側臥位または左半側臥位（体位変換が難しい場合は，仰臥位でも可能）

プローブの種類

セクタ型（セクタ型がない場合はコンベックス型でも可能）

プローブの位置と方向

胸骨左縁アプローチ。第3〜4肋間の胸骨左縁から心臓を観察する。

心尖部アプローチ（心尖拍動が触れるところ）。左胸部第5肋間と，鎖骨中線の垂線の交点にプローブを置く。

プローブを当てる位置

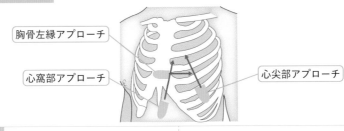

走査の様子

胸骨左縁アプローチ

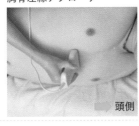

心尖部アプローチ

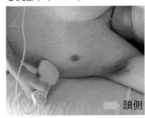

（次ページへ続く）

（胸部①続き）

画像

［心臓：胸骨左縁アプローチ］

胸骨左縁で第 3～4 肋間にセクタ型プローブを置いて描出した画像（傍胸骨左縁長軸像）。画像の手前側に右心室，奥に左心室，左心房が観察できる。ここからの観察では，大動脈弁，僧帽弁，左室壁の運動などが観察できる。この部位による観察が最もよく使われる。

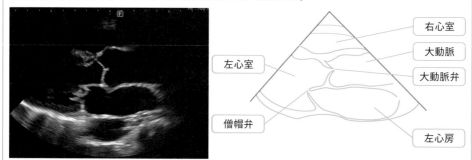

右心室
大動脈
左心室
大動脈弁
僧帽弁
左心房

［心臓：心尖部アプローチ］

左右の心腔（四腔）が描出されている。四腔断面，二腔断面などを観察できる。呼吸の影響を受けやすいので，記録するときは呼気止めして撮影するとよい。

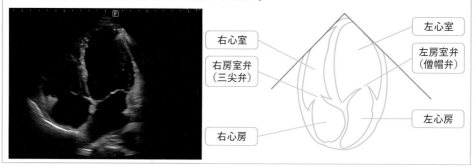

左心室
右心室
左房室弁（僧帽弁）
右房室弁（三尖弁）
左心房
右心房

胸部②

観察部位

肺

使用場面

呼吸状態の確認，気管挿管の確認

患者体位

仰臥位

プローブの種類

リニア型

プローブの位置と方向

プローブは肺上部（第2肋間 前胸部），肺下部（第6肋間 前腋窩線付近），肺側部（第6肋間 後腋窩線付近）の肋間に当てる。

プローブを当てる位置

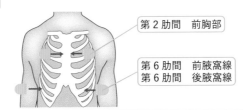

第2肋間　前胸部

第6肋間　前腋窩線
第6肋間　後腋窩線

走査の様子

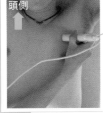

頭側

肺上部の観察
第2肋間　前胸部

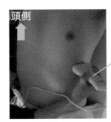

頭側

肺下部の観察
第6肋間　前腋窩線

画像

［肺：肋間走査］

正常な肺では胸膜で超音波は跳ね返るので多重反射が起こり，Aラインが観察できる。

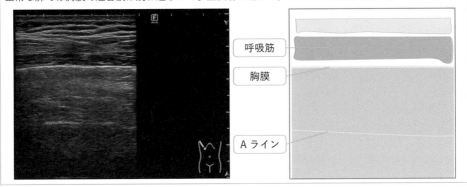

呼吸筋

胸膜

Aライン

腹部①

観察部位

肝臓：肝左葉，肝臓中央部の右葉 腹部血管	肝臓の左葉

使用場面

腹痛，黄疸などの原因確認（胆石，肝炎など）

患者体位

仰臥位	仰臥位

プローブの種類

コンベックス型

プローブの位置と方向

心窩部（正中）縦断走査。心窩部で縦方向にプローブを当てる。プローブをやや押しながら観察する。	心窩部（正中）横断走査。心窩部で横方向にプローブを当てる。息を吸ってもらい，やや押しながら観察する。

プローブを当てる位置

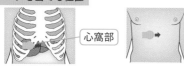
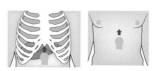

走査の様子

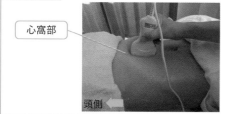
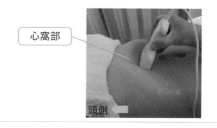

画像

［肝臓：心窩部縦断走査］

肝臓の左葉とその背後には腹腔動脈，上腸間膜静脈が観察できる。

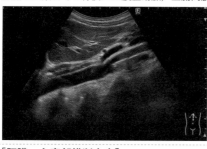
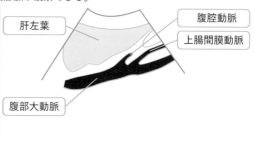

［肝臓：心窩部横断走査］

肝臓の右葉と左葉の観察ができる。

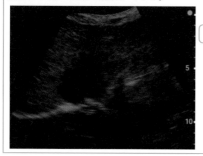
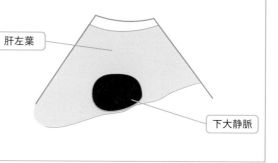

腹部②

観察部位

肝右葉・胆嚢

使用場面

腹痛，黄疸などの原因確認（胆石，肝炎など）

患者体位

仰臥位：ガスが多く観察しにくい場合は，左側臥位で行う。

プローブの種類

コンベックス型

プローブの位置と方向

右肋弓下走査。プローブを右肋骨弓下に当てる。	右肋間走査。9〜11 肋間のやや腹側にプローブを当てる。息を吐いてもらい観察するとよい。

プローブを当てる位置

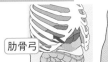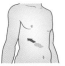
肋骨弓

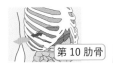
第 10 肋骨

走査の様子

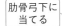

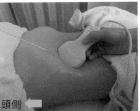
肋骨弓下に当てる
頭側

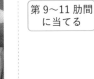

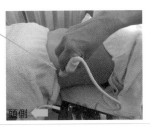
第 9〜11 肋間に当てる
頭側

画像

［肝臓：右肋骨弓下走査］

右肝静脈と中肝静脈が下大静脈に流入する画像が描出される。中肝静脈により，肝臓を右葉と左葉に分ける。右肝静脈により，腹側に前区域と背側の後区域に分ける。肝右葉には門脈枝も見えている。

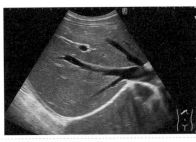

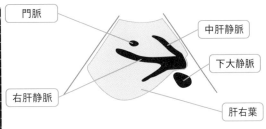
門脈　中肝静脈　下大静脈　右肝静脈　肝右葉

［肝臓：右肋間走査］

胆嚢は右季肋部にあるため，右肋骨弓下や右肋間走査で観察できる。

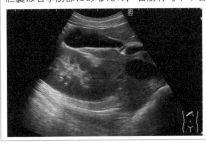

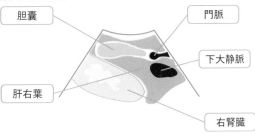
胆嚢　門脈　下大静脈　肝右葉　右腎臓

観察部位	
膵臓：膵頭，膵体，膵尾，脾動脈，脾静脈	食道胃接合部：食道下部，胃（噴門，胃底部，胃体部）

使用場面	
腹痛の原因確認（急性膵炎など）	経鼻胃管の位置確認

患者体位	
仰臥位：肥満者など描出しにくい場合は，座位，半座位や右側臥位などにすると見やすくなる場合がある。	仰臥位

プローブの種類

コンベックス型

プローブの位置と方向	
心窩部横断走査で，膵体部が描出できる。	左肋骨弓下走査で縦方向にプローブを当てる。 食道胃接合部は，通常，肝左葉の背側にあるので，肝左葉を目印にすると描出しやすい。

プローブを当てる位置

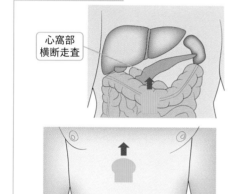

心窩部横断走査

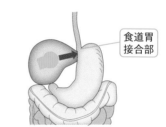

食道胃接合部

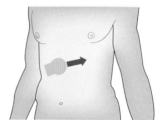

走査の様子

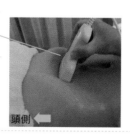

心窩部

頭側

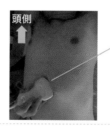

頭側

左肋骨弓下

（次ページへ続く）

（腹部③続き）

> 画像
>
> ［膵臓：心窩部横断走査］
>
> 膵臓は脾静脈の腹側に観察される。膵臓の腹側に肝臓や胃，背側に上腸間膜動脈，大動脈，下大静脈が観察できる。
>
> 膵臓の見え方の特徴は均一な点状エコーを示し，肝臓と同程度の輝度を示す。息を大きく吸ってもらい観察すると見やすくなる。
>
> プローブを 90°回転させ，短軸走査で膵臓全体をくまなく観察する。
>
>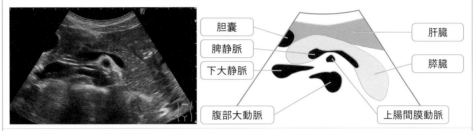
>
> ［食道胃接合部：左肋骨弓下走査］
>
> 肝臓の背部に食道と胃が観察できる。食道の前には肝臓，後には大動脈が観察できるので，これらを目印にする。
>
>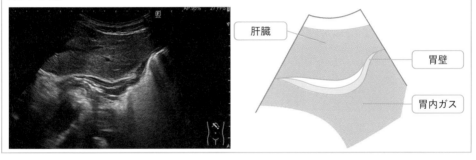

腹部④

観察部位

結腸：上行結腸，横行結腸，下行結腸，S状結腸

詳細は第4章「幅広い看護場面で」の「便秘の観察」（81頁）を参照。

使用場面

便秘の確認（蓄便の有無）

患者体位

仰臥位

プローブの種類

コンベックス型もしくはリニア型

プローブの位置と方向

結腸は，上行結腸→横行結腸→下行結腸→S状結腸の順に並んでいる。各部位のすぐ上にプローブを当てる。

プローブを当てる位置

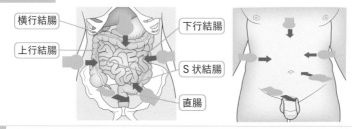

走査の様子

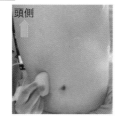

上行結腸の描出

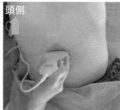

横行結腸の描出

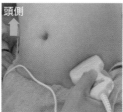

S状結腸の描出

画像

［結腸：縦断走査］

結腸は，上行結腸→横行結腸→下行結腸→S状結腸の順に並び，当然のことながら，先へ行くほど便の硬さが増すので，エコーは高エコーとなり，描出しやすくなる。

消化管はガスなどが存在するため，エコーでは描出が難しい。消化管はガスのため白っぽく，内部が不鮮明なのが正常である。逆に黒く見える場合は壁肥厚や腸液貯留など，病的変化の場合が多い。

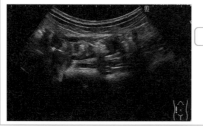
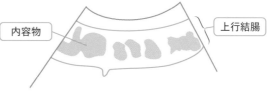

腹部⑤

観察部位

腎臓：腎盂，腎皮質，腎髄質，腎動脈，腎静脈

使用場面

結石の有無（背部痛のとき）

患者体位

左腎臓を観察するときは，やや右側臥位。

右腎臓を観察するときは，やや左側臥位。

プローブの種類

コンベックス型

プローブの位置と方向

腎臓の観察は，肋骨弓の最下縁にプローブを当てる。

プローブを当てる位置

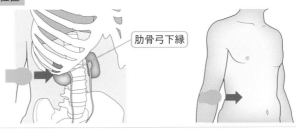

肋骨弓下縁

走査の様子

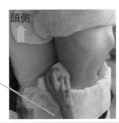

頭側

第12肋骨の下やや前方から観察する身体を少し上げてもらうとよい

画像

［腎臓：肋間・肋骨弓下走査］

腎皮質・髄質のエコーレベルは肝実質よりもやや低く，腎洞の部分は高エコーとなり，ここを腎中心部高エコー帯という。尿管は正常な場合は径が細く，描出は不可能。

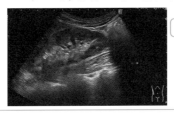

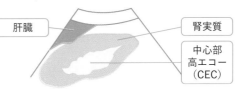

肝臓

腎実質

中心部高エコー（CEC）

下腹部

観察部位

膀胱，前立腺，子宮，直腸

詳細は第4章「幅広い看護場面で」の「膀胱の検査」（69頁），「前立腺の検査」（77頁）を参照。

使用場面

排尿管理，前立腺肥大の確認

患者体位

仰臥位：排尿を我慢してもらい観察する（膀胱充満法）。

プローブの種類

コンベックス型

プローブの位置と方向

恥骨結節のすぐ上にプローブを当て，男女ともプローブは足側に向けて観察する。

プローブを当てる位置

 [男性] 恥骨結節

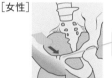 [女性] 恥骨結節

走査の様子

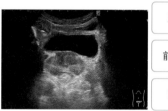

頭側

プローブを下方に向けて観察する

恥骨結合のすぐ上にプローブを当てる

画像

[恥骨上部：横断走査（男性）]

膀胱，前立腺，直腸の順で並んでいる。膀胱の内部に尿がたまっていれば，膀胱は無エコー（黒色）に見える。この径を計測すると，尿量の計測ができる。

前立腺は低エコーに観察される。男性では，前立腺の膀胱内突出による変形を受けることもあるので注意を要する。

膀胱の足側に前立腺が描出できる。前立腺横断像は，左右対称な半円形または二等辺三角形で，内部エコーは均一に描出される。

[恥骨上部：縦断走査（女性）]

膀胱は無エコー，子宮はやや低エコーに観察できる。内部に子宮内膜が観察できる。

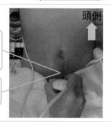

膀胱

前立腺

直腸

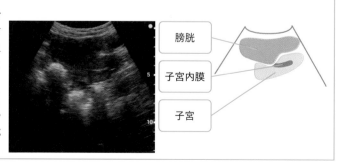

膀胱

子宮内膜

子宮

下肢①

観察部位
仙骨：正中仙骨稜

使用場面
褥瘡の観察

患者体位
褥瘡の観察できる体位（腹臥位・側臥位）

プローブの種類
リニア型

プローブの位置と方向
患部だけでなく，正中仙骨稜周囲も観察し，患部との境界をしっかりと観察する必要がある。

プローブを当てる位置

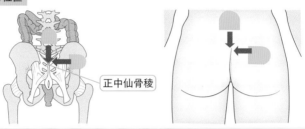

正中仙骨稜

走査の様子

正中仙骨稜は
手で位置を
確認できる

頭側

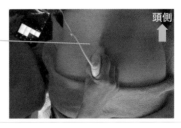

画像

［正中仙骨稜：縦断走査］
正中仙骨稜の上部は，正常では皮膚と靭帯がある。

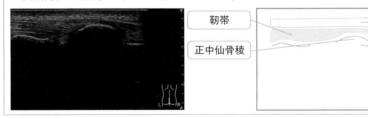

靭帯

正中仙骨稜

皮膚

データの読み取りの基本（操作）

観察部位

大腿骨：大転子

使用場面

褥瘡の観察

患者体位

褥瘡の観察できる体位（仰臥位・側臥位）

プローブの種類

リニア型

プローブの位置と方向

大転子およびその周辺にプローブを当てる。

大転子が分かりにくいときは，股関節を少し動かすと抽出しやすい。

プローブを当てる位置

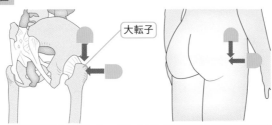

大転子

走査の様子

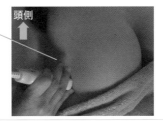

大転子は体表から手で触れることができる

頭側

画像

［大腿骨：縦断走査］

大腿骨の大転子は皮膚と筋層の下にある。筋自体は低エコーで，筋を包む筋膜は高エコーに描出される。関節包は無エコーで現れる場合もある。

褥瘡ではこれらの筋と皮膚の構造が乱れてくるので，筋と皮膚の構造をしっかり把握する必要がある。

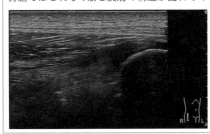

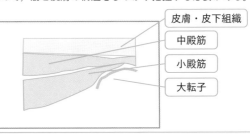

皮膚・皮下組織

中殿筋

小殿筋

大転子

下肢③

観察部位

踵骨：踵骨隆起

使用場面

褥瘡の観察

患者体位

褥瘡の観察できる体位（仰臥位で膝を立てる）

プローブの種類

リニア型

プローブの位置と方向

踵骨隆起およびその周辺にプローブを当てる。

プローブを当てる位置

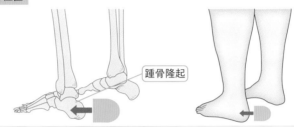

走査の様子

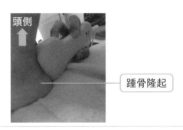

画像

［踵骨：縦断走査］

踵骨部の特徴は，踵骨の後側に踵骨隆起という突起があり，その上がアキレス腱と皮膚になる。この部位には筋はない。

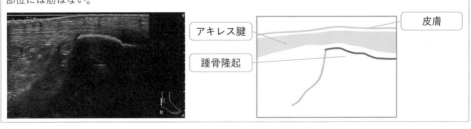

下肢の動脈・静脈①

観察部位

鼠径部：浅大腿動静脈，大腿深動静脈，大伏在静脈，膝窩動静脈，前・後脛骨動静脈

使用場面

動脈：粥腫，血管壁の脂肪沈着の観察

静脈：血栓の観察

患者体位

仰臥位：下腿を少し外旋してもらうと観察しやすくなる。

プローブの種類

浅い部分にはリニア型，深い部分にはコンベックス型。

プローブの位置と方向

鼠径部で，拍動を触知するところにプローブを当てると，総大腿動脈と大腿静脈が観察できる。圧迫がないときは静脈の方が大きいが，圧迫すると静脈は潰れて細くなるので，両者を区別できる。

プローブを当てる位置

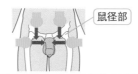

鼠径部

走査の様子

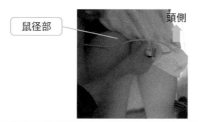

鼠径部　頭側

画像

[鼠径部（右側）・総大腿動脈と大腿静脈：横断走査]

鼠径靭帯より数センチ下方で総大腿動脈と総大腿静脈が走行している。

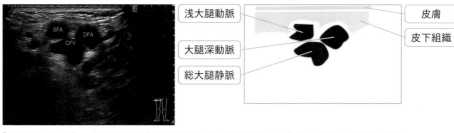

浅大腿動脈　皮膚

大腿深動脈　皮下組織

総大腿静脈

[鼠径部（右側）・大腿動脈が大腿深動脈と浅大腿動脈に分かれる部位：縦断走査]

大腿深動脈と浅大腿動脈の分岐部に病変が出やすいので注意深く観察する。

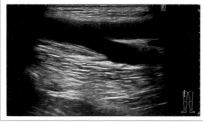

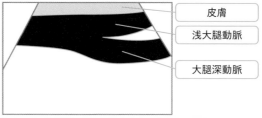

皮膚

浅大腿動脈

大腿深動脈

下肢の動脈・静脈②

観察部位
膝窩部

使用場面
動脈：粥腫，血管壁の脂肪沈着の観察

静脈：血栓の観察

患者体位
仰臥位または座位：患者の状態がよければ，座位の方が血管拡張するので観察が容易になる。

プローブの種類
リニア型

プローブの位置と方向
膝の裏側，膝窩部からプローブを当てる。

プローブを当てる位置

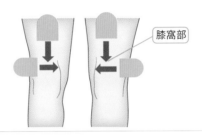

膝窩部

走査の様子

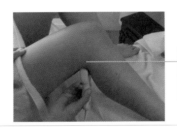

膝窩部
血管が拡張しやす
くなるので，座位
で行うとよい

画像

［膝窩部の血管：縦断走査］
背面を膝窩動脈と膝窩静脈が走行している。膝窩静脈へは小伏在静脈の血液が流入する。

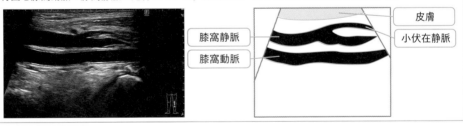

膝窩静脈

膝窩動脈

皮膚

小伏在静脈

（酒井一由，酒井康子，刑部恵介，高井洋次）

筋肉内注射にも使いたい超音波

　昨今の新型コロナウイルス感染症ではワクチンの予防接種が大きな話題になりました。多くの予防接種が皮下注射であるのに対し，新型コロナウイルスワクチンはより深く穿刺する筋肉内注射です。

　筋肉内注射の場合，穿刺が浅すぎると皮下注射になってしまい，一方で深すぎると骨に当たって傷付けてしまうという問題が発生します。

高齢者の皮下注射にも

　高齢者に多い疾患にサルコペニアがあります。下肢の筋肉，体幹の筋肉をはじめ全身の筋肉量低下により，握力や身体機能の低下が起こる疾患です。また，福尾らによると，高齢者では上腕の筋肉量も著明に低下すると報告されています[1]。

　従って，サルコペニアの高齢者に筋肉内注射を行う場合は，超音波で筋肉の厚みを確認して行うことが望まれます。また，皮下注射でも，皮下の確認をすることができます。

年齢・性別によって大きな差

　図1，2は，筋肉注射を行う三角筋をエコー深度，ゲイン，描出部位（肩峰から3横指下）を一定にして描出した画像です。図1は若年女性，図2は中年男性の例ですが，画像で分かるように皮下脂肪厚や三角筋厚に大きな差が見られます。

　全ての患者を超音波ガイド下で注射することは，時間的，労力的に困難ですが，場合によって超音波を使用することは，的確な筋肉内注射（状況に応じて皮下注射）を行うために非常に有効な手段となります（図3）。

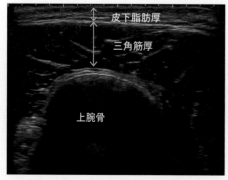

図1　穿刺部位の超音波画像（若年女性例）

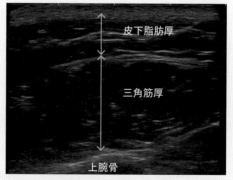

図2　穿刺部位の超音波画像（中年男性例）

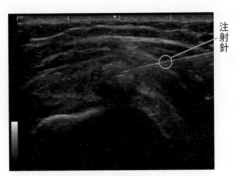

図 3　超音波を用いた穿刺画像

参考文献

1)　福尾実人，村木里志：地域在住男性高齢者におけるフレイルと身体各部位筋量との関連性 . 理学療法学 46
　　（6）：339-406, 2019.

（篠田貢一）

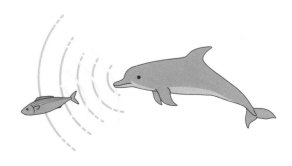

第 3 章

体表と臓器の関係を
はっきりさせよう

🔊))) 外から臓器の位置を確認しよう

頸部

　頸部浅層では，胸鎖乳突筋，前頸静脈，外頸静脈などが観察できます。

　胸鎖乳突筋，顎二腹筋後腹，肩甲舌骨筋で囲まれた部分を頸動脈三角といい，この部位の奥に超音波機器で観察する総頸動脈と内頸静脈があります（**図3-1，2**）。

　甲状腺は，頸部中央にある甲状軟骨のすぐ下にあります。甲状軟骨を目印にして観察します（**図3-2**）。誤嚥のとき，食物がたまる喉頭蓋谷，梨状窩は舌骨の後ろにある喉頭蓋を目印にします（**図3-3**）。

頸動脈・甲状腺・嚥下のエコー　画像を読み取るための重要語句

血管 blood vessel

総頸動脈 common carotid artery：CCA

内頸動脈 internal carotid artery：ICA

内頸静脈 internal jugular vein：IJV

外頸静脈 external jugular vein：EJV

外頸動脈 external carotid artery：ECA

腕頭動脈 brachiocephalic artery：BA

鎖骨下動脈 subclavian artery：SCA

甲状腺 thyroid gland

右葉 right lobe

左葉 left lobe

峡部 isthmus

喉頭 larynx

気管 trachea

喉頭蓋谷 vallecula of epiglottis

喉頭蓋 epiglottis

梨状窩 pyriform sinus

甲状軟骨 thyroid cartilage

輪状軟骨 cricoid cartilage

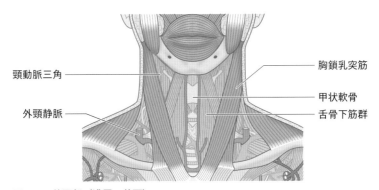

図 3-1　前頸部（浅層，前面）
胸鎖乳突筋の内側に頸動脈がある。

頸動脈三角

外頸静脈

胸鎖乳突筋

甲状軟骨

舌骨下筋群

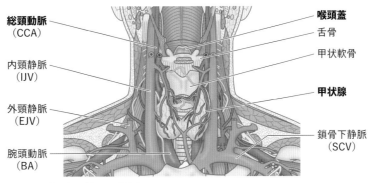

図 3-2　前頸部（中層，前面）
総頸動脈は内頸静脈の奥にある。甲状腺の位置は，甲状軟骨の下方になる。喉頭
蓋は舌骨のすぐ奥にある。

総頸動脈
（CCA）

内頸静脈
（IJV）

外頸静脈
（EJV）

腕頭動脈
（BA）

喉頭蓋
舌骨
甲状軟骨

甲状腺

鎖骨下静脈
（SCV）

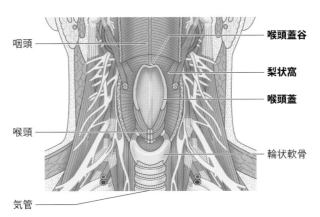

図 3-3　前頸部（深層，前面）
喉頭蓋と舌の間を喉頭蓋谷という。梨状窩は喉頭蓋の横にあり，こ
こに食物がたまる。

咽頭

喉頭

気管

喉頭蓋谷

梨状窩

喉頭蓋

輪状軟骨

胸部

　胸部浅層には大胸筋，小胸筋などの浅胸筋群があります（**図3-4**）。その下には深胸筋の肋間筋が肋骨の間にあります（**図3-5**）。それら筋群の下に胸膜が存在しています（**図3-6**）。超音波機器で胸膜の動きを見ることで呼吸運動が観察できますので，この位置関係をしっかり把握しましょう。胸膜腔には胸水がたまります。胸膜腔は健常者ではほとんど見えませんが，胸水がたまっている場合は，その量に比例して胸膜腔が広くなります（**図3-7**）。

　心臓は肺の間，縦隔といわれるところにあります。やや左に存在し，心尖部が第5肋間の鎖骨下中線あたりになります。乳頭の位置とほぼ同じです。場所をよく確認しましょう（**図3-7**）。

　心臓の表面には非常にしっかりした心外膜があります（**図3-8**）。この膜の中に心臓があります。心臓は垂直になっているわけではなく，心尖がやや左に，右心側が前に，左心側が後ろにあります。少し左回転し，ねじれて存在しています。**図3-8**の心臓断面はやや前で切ってあるので，右心房，右心室がよく見えますが，左心室は後ろに少し見えるだけです。心臓超音波検査（心エコー）を行うときにはこの位置関係をよく把握しておきましょう。

　心臓の後ろには大動脈弓があります。大動脈が弓なりに曲がっていますが，この曲がる方向は横ではなく，後ろに向かいます。胸部大動脈は後壁の中央部を下行していきます。大動脈の右に食道があります（**図3-9**）。

肺・心臓のエコー　画像を読み取るための重要語句

肺 lung
胸膜 pleura
臓側胸膜 visceral pleura
壁側胸膜 parietal pleura

血管 blood vessel
大動脈 aorta
肺動脈 pulmonary artery：PA
上大静脈 superior vena cava：SVC
下大静脈 inferior vena cava：IVC

心臓 heart
心基部 base
心尖部 apex
右心房 right atrium：RA
左心房 left atrium：LA
右心室 right ventricle：RV
左心室 left ventricle：LV
僧帽弁 mitral valve：MV
二尖弁 bicuspid valve
三尖弁 tricuspid valve
大動脈弁 aortic valve：AV
肺動脈弁 pulmonary valve：PV

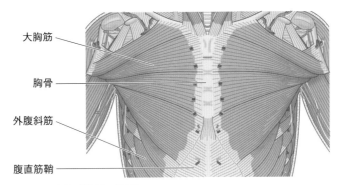

図 3-4　胸部（浅層，前面）
浅層には大胸筋，その内側にある小胸筋（図では見えない），外腹斜筋
がある。

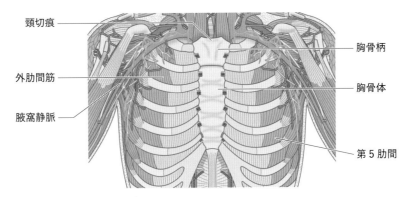

図 3-5　胸部（浅層，前面）
肋骨の間には肋間筋がある。第 5 肋間から心臓を観察できる。

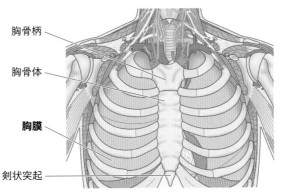

図 3-6　胸部（中層の浅いところ，前面）
肋間筋の下に胸膜がある。この動きで呼吸の観察ができる。

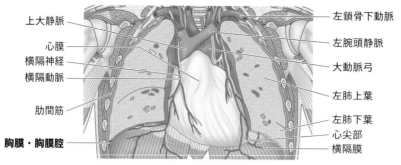

上大静脈
心膜
横隔神経
横隔動脈
肋間筋
胸膜・胸膜腔

左鎖骨下動脈
左腕頭静脈
大動脈弓
左肺上葉
左肺下葉
心尖部
横隔膜

図 3-7　胸部（中層の中部，前面）
肺の間には心臓がある。しっかりした胸膜に覆われており，やや左にある。

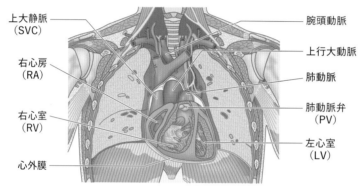

上大静脈
（SVC）
右心房
（RA）
右心室
（RV）
心外膜

腕頭動脈
上行大動脈
肺動脈
肺動脈弁
（PV）
左心室
（LV）

図 3-8　胸部（中層の深いところ，前面）
心臓は右心系が前に，左心系が後ろにある。血管は肺動脈が前，大動脈が後ろ
にある。

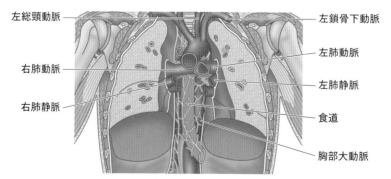

左総頸動脈
右肺動脈
右肺静脈

左鎖骨下動脈
左肺動脈
左肺静脈
食道
胸部大動脈

図 3-9　胸部（深層，前面）
大動脈弓は後ろに向かっていく。胸腔の後壁に胸部大動脈と食道が走る。

腹部

　腹壁を開けると，胃と横行結腸を結ぶ大網という腹膜がエプロンのように小腸の前側に垂れ下がっています。この大網の下に，肝臓，胃，横行結腸，小腸（十二指腸，空腸，回腸），脾臓があります（**図3-10**）。ここが腹腔内の臓器になります。肝臓の下面中央には胆嚢があります（**図3-11**）。その周囲を見ると肝臓に入る血管の門脈，固有肝動脈，胆汁を十二指腸に運ぶ総胆管があります（**図3-11**）。この部位は超音波検査において，とても大事な場所です。

　胃，横行結腸，空腸，回腸を取り去ると，後壁に壁側腹膜が見えてきます（**図3-12**）。この膜より後ろにある臓器を後腹膜臓器といい，膵臓，十二指腸，腹部血管，腎臓，副腎などがあります。これら臓器が腹部の一番奥になります。上行結腸と下行結腸も後腹膜臓器に分類されますが，実際は後壁に付いており，壁側腹膜の中にあります（**図3-13，14**）。

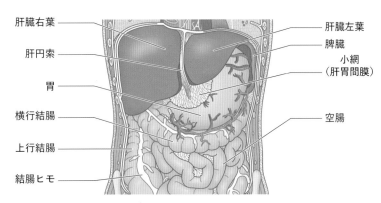

図 3-10　腹部（浅層，正面）
腹膜を取り去った状態。腹腔浅層には肝臓，胃，横行結腸，小腸などがある。

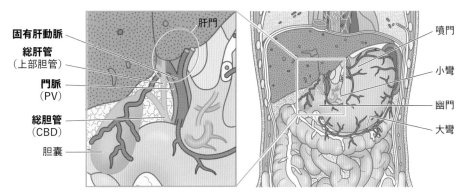

図 3-11　腹部（浅層，正面）
肝臓の下面に胆嚢，肝門がある。肝門には，門脈，固有肝動脈，肝管，総胆管などがある。肝臓と右腎臓の間をモリソン窩といい，ここに腹水がたまりやすい。

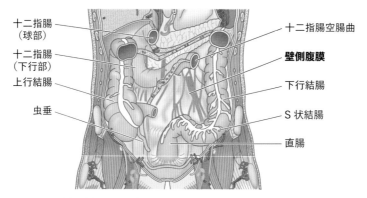

図 3-12　腹部（中層，正面）
小腸の奥には，その奥に壁側腹膜がある。膵臓，十二指腸が腹膜を通して透けて見える。

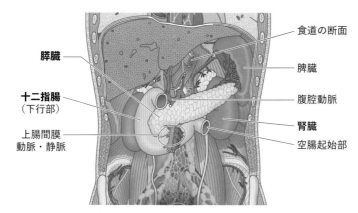

図 3-13　腹部（深層，正面）
壁側腹膜の奥には膵臓，十二指腸，腎臓，下大静脈，腹大動脈がある。

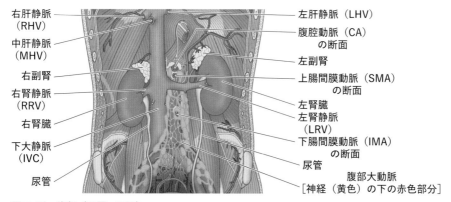

図 3-14　腹部（深層，正面）
壁側腹膜の奥には，腎臓，下大静脈，腹部大動脈がある。腹大動脈から出る腹腔動脈，上腸間膜動脈，下腸間膜動脈の断面が見える。血管の位置関係は超音波での観察時にとても重要である。

腹部のエコー　画像を読み取るための重要語句

血管 blood vessel

腹部大動脈 abdominal aorta：AO

総腸骨動脈 common iliac artery：CIA

内腸骨動脈 internal iliac artery：IIA

外腸骨動脈 external iliac artery：EIA

右・左腎動脈 right renal artery：RRA, left renal artery：LRA

上腸間膜動脈 superior mesenteric artery：SMA

下腸間膜動脈 inferior mesenteric artery：IMA

腹腔動脈 celiac artery：CA

総肝動脈 common hepatic artery：CHA

左胃動脈 left gastric artery：LGA

脾動脈 splenic artery：SA

上腸間膜静脈 superior mesenteric vein：SMV

下腸間膜静脈 inferior mesenteric vein：IMV

下大静脈 inferior vena cava：IVC

総腸骨静脈 common iliac vein：CIV

内腸骨静脈 internal iliac vein：IIV

外腸骨静脈 external iliac vein：EIV

右・左腎静脈 right renal vein：RRV, left renal vein：LRV

門脈 portal vein：PV

右肝静脈 right hepatic vein：RHV

左肝静脈 left hepatic vein：LHV

中肝静脈 middle hepatic vein：MHV

消化管 digestive tract

食道 esophagus	総肝管 common hepatic duct：CHD
胃 stomach	主膵管 main pancreatic duct：MPD
噴門 cardia	小腸 small intestine
胃底部 fundus of stomach	空腸 jejunum
胃体部 body of stomach	回腸 ileum
幽門部 pyloric region	大腸 large intestine
幽門 pylorus	上行結腸 ascending colon
十二指腸 duodenum	横行結腸 transverse colon
肝臓 liver	下行結腸 descending colon
胆嚢 gallbladder：GB	S状結腸 sigmoid colon
総胆管 common bile duct：CBD	虫垂 appendix

（次ページへ続く）

（消化管　続き）

結腸膨起　haustra of colon
結腸ヒモ　colon string
直腸　rectum
肛門　anus

脾臓　spleen
脾動脈　splenic artery
脾静脈　splenic vein

副腎　adrenal gland
副腎皮質　adrenal cortex
副腎髄質　adrenal medulla

腎臓　kidney
右腎臓　right kidney：RK
左腎臓　left kidney：LK
腎皮質　renal cortex
腎髄質　renal medulla
腎錐体　renal pyramid
腎乳頭　renal papilla
小腎杯　minor calyx
大腎杯　major calyx
腎盂　renal pelvis

　下腹部には生殖器，泌尿器が入っています。

　男性の場合，前から膀胱，直腸と並んでいます。膀胱のすぐ下に前立腺があります（図 3-15）。

　女性の場合，前から膀胱，子宮，直腸の順に並んでおり，直腸と子宮の間のくぼみを直腸子宮窩（ダグラス窩）といいます（図 3-16）。男性の場合，直腸膀胱窩がダグラス窩に当たり，腹水はここにたまります。

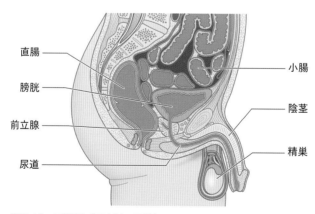

直腸
膀胱
前立腺
尿道
小腸
陰茎
精巣

図 3-15　下腹部（正中断，男性）
男性の場合，前側から膀胱，直腸の順に位置する。膀胱の下に前立腺がある。

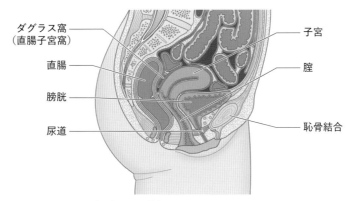

図 3-16　下腹部（正中断，女性）
女性の場合，前側から膀胱，子宮，直腸の順に位置する。直腸と子宮の間
をダグラス窩という。ここは腹水がたまりやすい部位である。

下腹部のエコー　画像を読み取るための重要語句

尿管　ureter

膀胱　urinary bladder：UB

膀胱三角　trigone of（urinary）bladder

内尿道口　internal urethral opening

尿管口　ureteral orifice

子宮　uterus

子宮底　fundus of uterus

子宮体部　corpus of uterus

子宮頸部　neck of uterus

子宮腟部　vaginal portion of cervix

腟　vagina

卵巣　ovary

卵管　oviduct

前立腺　prostate

辺縁領域　peripheral zone：PZ

移行領域　transition zone：TZ

中心領域　central zone：CZ

前線維筋組織　anterior fibromuscular stroma：AFS

下肢

　大腿部前面には，縫工筋，鼠径靭帯，長内転筋があり，三角形をしています。ここを大腿三角（スカルパ三角）といい，この下に大腿動脈と大腿静脈が走っています（図3-17，18）。大腿動脈と大腿静脈は内転筋管を通り，膝窩部（後面）へいきます（図3-19，20）。

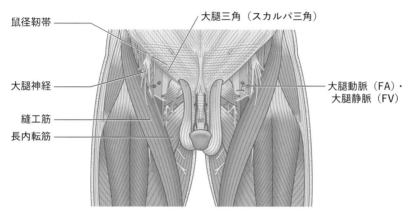

図3-17　鼠径部・大腿部（浅層，前面）
縫工筋の内側に大腿動脈，大腿静脈が走っている。

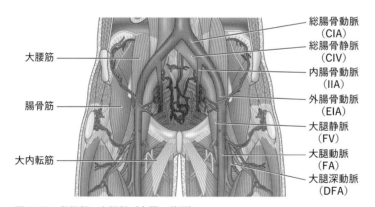

図3-18　鼠径部・大腿部（中層，前面）
腹部大動脈が左右の総腸骨動脈に分かれ，さらに内腸骨動脈と外腸骨動脈に分かれる。外腸骨動脈は大腿動脈に続く。

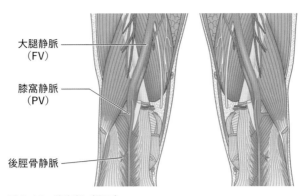

大腿静脈
（FV）

膝窩静脈
（PV）

後脛骨静脈

図 3-19　膝窩部（後面）
膝窩部後面に血管が走る。膝窩動脈，膝窩静脈がある。

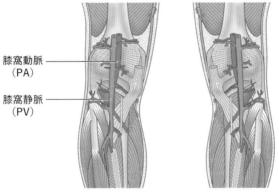

膝窩動脈
（PA）

膝窩静脈
（PV）

図 3-20　膝窩部（後面）
膝窩動脈・静脈は，前脛骨動脈・静脈と後脛骨動脈・静脈に分かれる。

下肢のエコー　画像を読み取るための重要語句

血管 blood vessel

大腿動脈 femoral artery：FA

膝窩動脈 popliteal artery：PA

前・後脛骨動脈 anterior tibial artery：ATA, posterior tibial artery：PTA

大腿深動脈 deep femoral artery：DFA

大腿静脈 femoral vein：FV

膝窩静脈 popliteal vein：PV

大伏在静脈 great saphenous vein：GSV

小伏在静脈 small saphenous vein：SSV

胎児の成長を見守る周産期超音波検査

　周産期の検査には，非侵襲的に行える画像検査として超音波検査が用いられます。

週数と胎児について

　妊娠初期では膀胱充満法で観察することになりますが，一般的には経腹超音波検査より経腟超音波検査が実施されることが多いのが現状です。

　妊娠4～5週頃には，子宮内に「胎嚢（gestational sac, GS）」が無エコーな球体として観察されるようになります（**図1A**）。

　妊娠5週前半には，胎嚢の中に「卵黄嚢」という小さなリング状の構造物が出現します。この卵黄嚢の働きは，胎盤が完成するまで胎児への栄養供給や造血などの役割を担っています。

　妊娠5週後半から6週頃には，卵黄嚢に接するように「胎芽」が確認できるようになります（**図1B**）。着床から妊娠7週までを胎芽，妊娠8週からを胎児と呼ぶのが一般的といわれています。

　妊娠7週頃には胎児の心臓が見え，心拍動が観察できるようになり，胎嚢・胎芽・心拍動の3つが確認できた時点で，妊娠が成立（確定）と判断されます。

　妊娠20週前後には，徐々に発達してきた胎盤の機能が完成し，胎児の各臓器も小さいながらも観察できるようになるので，大きさや位置，構造などを観察します。

　妊娠28週前後には胎児の体重が直線的に増加し，さらに羊水量も多くなり胎児の臓器が鮮明に見えるので各臓器の形や機能，血管の位置や構造などを重点的に観察します。

　妊娠34週前後には，胎児の体重が平均2,000gに達するとともに，心臓や肺などの主要な臓器の働きが子宮外の生活にも適応できるようになります。

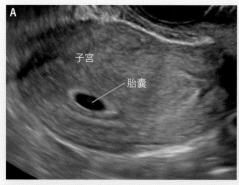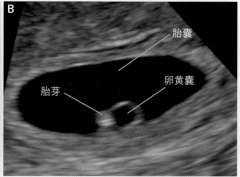

図1　胎嚢・胎芽の超音波像（経腟超音波検査）
A）胎嚢（GS）
B）胎芽，卵黄嚢

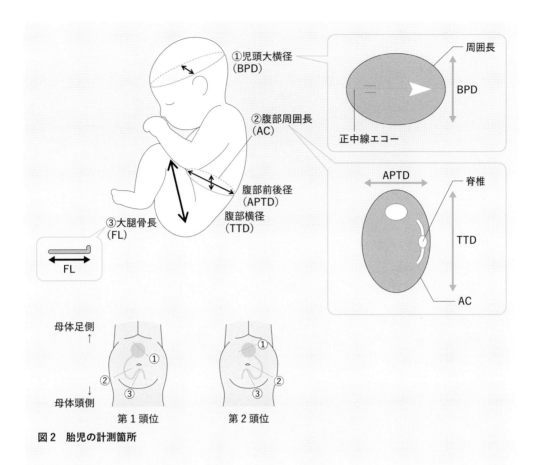

図2　胎児の計測箇所

　胎児の検査には，推定体重の計測，胎児呼吸様運動（羊水を飲んでは肺の中でためて膨らませ，吐き出す運動）の確認に加え，羊水量も胎児の状況を示す指標となります。これ以外に胎盤の位置や働き，必要に応じてカラードプラを用いて臍帯を流れる血流の状況など，胎児が順調に育つ条件が整っているかどうかを確認します。

胎児の大きさは?（図2）

　超音波検査にて観察される児頭大横径（biparietal diameter, BPD）と大腿骨長（femur length, FL），腹部周囲長（abdominal circumference, AC），腹部前後径（anterior-posterior trunk diameter, APTD），腹部横径（transverse trunk diameter, TTD）を用いて推定体重を求めて評価を行います（**図2, 3**）。

〈推定体重の算出方法〉

　　推定体重（g）＝ 1.07 × BPD（cm³）＋ 3.42 × APTD（cm）× TTD（cm）× FL（cm）

　　推定体重（g）＝ 1.07 × BPD（cm³）＋ 0.30 × AC（cm²）× FL（cm）

胎児の向きについて

　胎児の成長に伴い，経腹超音波検査で観察を行いますが，週数の経過とともに超音波の一画面上に胎児が入り切らなくなります。

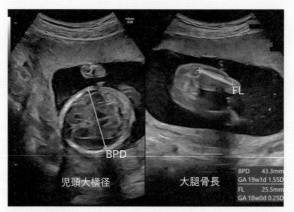

図3　計測画像

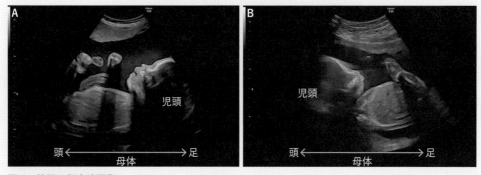

図4　胎児の超音波画像
A) 正常妊娠, 27週
B) 骨盤位（逆子）, 21週

　胎児の頭（児頭）が母体の足側（**図4A**）にあれば問題はありませんが, 母体の頭側に児頭があると骨盤位（逆子）となります（**図4B**）。この骨盤位は, 妊娠中期から後期では胎児が動けることから問題ありませんが, 臨月や出産時には注意が必要となります。その他に, 子宮に対して胎児が横を向いている横位もあり, こちらも要注意となります。

（刑部恵介）

第4章

いよいよ,
超音波機器を使ってみよう

))) 幅広い看護場面で　看護の目的別活用方法

膀胱の検査

　膀胱の超音波検査により尿量を可視化して確認することができるので,排尿機能の把握が容易にできます。また,それだけではなく,膀胱内の結石の有無,尿道カテーテルの観察により,患者の病態把握やケアに大いに役立ちます。本項では,膀胱の位置確認,尿量測定を中心に解説します。

どのようなときに使う?

　膀胱の検査は,尿失禁や血尿などの症状があった場合に行います。また,残尿も観察できます。
- 下部尿路の症状や機能の把握
- 症状の原因(病態)確認
- 病態に応じたケア評価

超音波機器の設定:画像条件設定と使用するプローブ

- プローブ:膀胱の観察には身体の深部まで観察するため周波数帯域が 3.5〜5.0 MHz で,広い視野が確保できるコンベックス型プローブを用います。
- 画像調節
- ・ゲイン(反射波の増幅度)→画像全体が明るく見えるように調整します。膀胱内に白いノイズが現れないように調整します。
- ・STC(sensitivity time control,深さに応じた増幅度)→深部ほど暗くなるので,全体が同じ明るさになるように補正します。
- ・フォーカス→画像が鮮明に見えるように調整します。

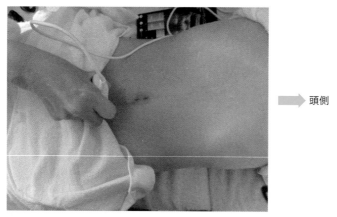

→ 頭側

図4-1　患者への配慮が必要
膀胱観察のときのプローブ位置。タオルを掛けるなどの気遣いを。

患者体位

- 通常は仰臥位で行います。
- プローブを恥骨のすぐ上に置くため（**図4-1**），個室で検査を実施する，観察部位以外にはバスタオルを掛けるなど，患者のプライバシーには十分配慮します。

検査者の位置

　検査者は患者の下腹部の横に座ります。超音波機器は患者の横に置くか，または手に持って検査します。

プローブの位置と操作

［検査前の注意事項］

- ゼリーはプローブに付け，患者の身体には付けないようにします（患者の衣服が汚れないように注意し，タオルを用意しておきます。検査終了後はゼリーを拭き取ります。プローブに付いたゼリーもしっかり拭き取ります）。
- 膀胱の検査には，膀胱自体を評価する検査と膀胱の容積（尿量）を見る検査があります。
- 膀胱自体の検査は，必ず排尿前に行います（膀胱充満法）。排尿前であれば膀胱内に尿が充満していることで膀胱が拡張し，膀胱がんや結石などを見つけることができます。しかし，排尿後では膀胱が収縮することで，周囲の消化管が邪魔するようになり評価できなくなります。
- 排尿前後で膀胱容積（尿量）を見ることで，前立腺肥大などによる排尿障害を評価することができます。

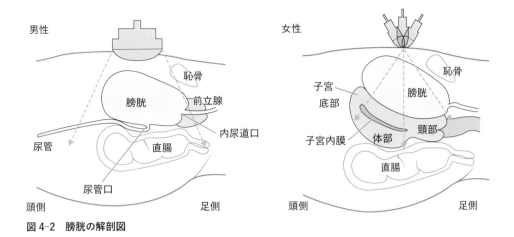

図 4-2　膀胱の解剖図

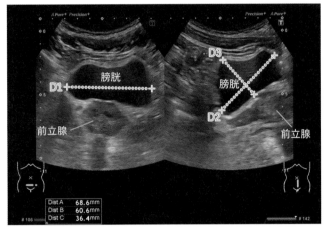

図 4-3　超音波による膀胱容積（尿量測定）の計測方法
膀胱の容積（尿量）は横径（左右径；D1）：69 mm，縦径（上下径；
D2）：61 mm，前後径（D3）：36 mm，容積：75.7 mL

[プローブの位置（超音波を当てる位置）]

　膀胱は恥骨のすぐ背側にあり，頭側には消化管，男性では足側に前立腺，女性では背側に子宮が位置しています（**図4-2**）。左右の尿管口と内尿道口を3つの頂点とする部位を膀胱三角部と呼びます。

　膀胱を検査する際は，下腹部正中にプローブを当て，膀胱と周囲の臓器（前立腺や子宮）を観察します。

　排尿前の膀胱であれば，膀胱内は超音波を通しやすい尿が貯留していますので，膀胱壁に囲まれた無エコー域（黒色）として観察されます（**図4-3**）。

[プローブ操作時の注意]

　ダグラス窩に腹水が貯留する場合も腹水が無エコー域（黒色）として観察されます。しかし，膀胱のように無エコー域を取り囲むような膀胱壁などは観察されません。ま

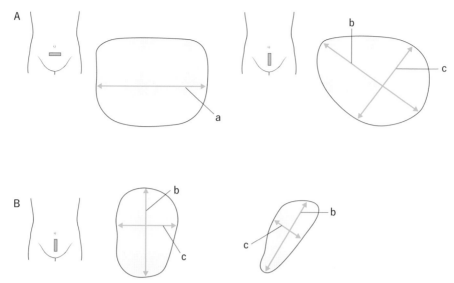

図4-4　膀胱の計測方法
A）膀胱の3点計測方法
B）膀胱形状によるbとcの計測部位

た，膀胱は多様な形態をとります。

[尿量測定方法]

　尿量の検査として膀胱の推定容量を求める方法があります。基本となる計測方法は3点計測です（**図4-3, 4**）。その計測方法は横断走査で横径（左右径，a）を計測し，縦断走査で直交するように縦径（上下径，b），前後径（c）を計測します（**図4-4A**）。なお膀胱の形状はさまざまですので縦径（b），前後径（c）は**図4-4B**のように行うこともあります。

> 膀胱推定容量の求め方
>
> 　膀胱の推定容量を求める方法として，一般的に楕円体の体積を求める式が適用されます。
>
> $\pi/6$（0.5[*]）× a（cm）× b（cm）× c（cm）= 容量（mL）

[評価基準]

　尿量検査は基本的には排尿後に測定を行います。また，排尿前後の尿量変化を計測することもあります。

　排尿後の残尿量の判定については50 mL以上あれば"残尿あり"と判断され，尿の排泄障害が疑われます（**図4-5**）。なお，『前立腺肥大診療ガイドライン』[1]にある領域別重症度判定としては残尿量が軽症＜50 mL，中等症＜100 mL，重症≧100 mLと

＊$\pi/6$は約0.52ですが，簡素化して0.5を使用することもあり，使用する計算式については施設内での統一が必要です。

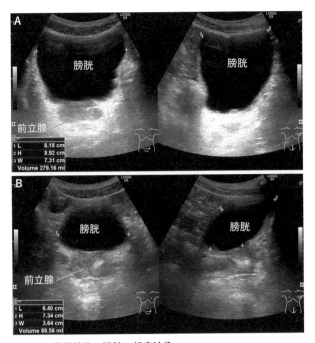

図4-5　排尿前後の膀胱の超音波像
A）排尿前
B）排尿後
排尿前では尿量は279mLであったのに対し，排尿直後では90
mLで"残尿あり"と判定される。

されています。

　排尿前後の尿量測定では尿失禁の把握を行うことができます。尿失禁には尿道閉鎖力が低下することで起きる腹圧性尿失禁（蓄尿障害）と，尿が出せずにたまりすぎてしまう溢流性尿失禁（尿排出障害）などがあり，同じ下部尿路症状でもその背景の障害が異なることがあります。特に尿排出障害の評価には排尿前後での尿量測定（排尿前後の尿量変化が乏しい）が役立ちます。

[計測時の注意点]
　尿量計測では横断走査および縦断走査で膀胱が最大割面で描出します。尿量測定に使用している計算式は楕円体を想定したものであるため，膀胱形状が楕円体から大きく逸脱している場合には，推定容量を求めることは避けた方がよいとされています。

[膀胱内に観察されるもの]
● 尿道カテーテル留置
　超音波検査では，膀胱内の尿道カテーテルの観察も容易に行うことができます。尿道カテーテル先端のバルーンは膀胱内に高エコー域の円（バルーン）と，その中に満たされた蒸留水を示す無エコー域として観察されます（**図4-6**）。膀胱内に尿道カテーテルが正しく留置されていれば膀胱内の尿量は少量しかありません。しかし，バルー

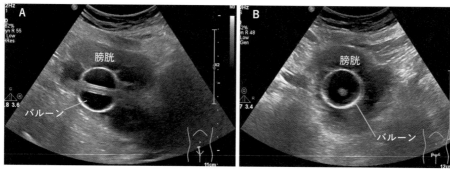

図 4-6　膀胱内尿道カテーテルの超音波像
A）尿道バルーンの長軸断面
B）尿道バルーンの短軸断面
膀胱内に尿道バルーンが観察される。そのため容積は小さくなるので，膀胱内腔の観察は困難となる。

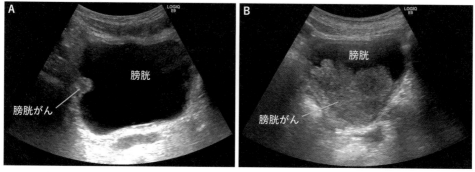

図 4-7　膀胱がんの超音波像
A）小さな隆起型：膀胱の右側壁に 10 mm 大の隆起性病変を呈する膀胱がんを認める。
B）巨大な腫瘍型：後壁に 70×50 mm 大の巨大な膀胱がんを認める。

ンが正しく膀胱内にあるにもかかわらず，大量に尿が貯留しているようであれば，カテーテルの屈曲などによって尿が排出できていない可能性があります。その場合には，尿道カテーテルや集尿バッグの位置をチェックし膀胱内の尿の排出を確認します。

● 膀胱がんなど

　排尿前に実施する超音波検査では，膀胱内に結石像や腫瘍などの有無を確認する必要があります。結石であれば音響陰影を伴った高輝度エコー像を認めます。膀胱がんは尿管口周囲から膀胱三角部に多く，男性に多くみられます。膀胱内腔に小さな隆起性病変から巨大な腫瘍まで観察されることがあります（**図 4-7**）。

参考文献

1）日本泌尿器科学会（編）：前立腺肥大症診療ガイドライン．リッチヒルメディカル 124，2011.

（刑部恵介，酒井一由）

骨盤腔の臓器（膀胱，子宮，卵巣）はどう見える?

　骨盤腔にある臓器といえば，男女に共通する臓器として膀胱や小腸，大腸などの消化管があり，さらに男性では前立腺，女性では子宮，卵巣があります。膀胱と前立腺に関しては本文に記しましたので，本コラムでは子宮と卵巣を中心に説明します。

骨盤腔の観察方法は?

　子宮は解剖学的に頸部，体部に分けられ，体部の中で最も深部に位置する部位を子宮底といいます。子宮は膀胱の頭側から背側，直腸の腹側に位置し，膀胱を取り囲むように前屈した形で位置していますが，中には後屈といって背側方向に入り込むように位置する場合もあります。卵巣は子宮を中心に左右に位置しています（**図1**）。

　超音波検査を行う際には膀胱充満法にて恥骨を避けながら行います。また，子宮・卵巣の位置には個人差があり，さらに性周期によって変化するため，検査を行う際に被検者の性周期を把握しておく必要があります。

子宮はどう見える?

　子宮の形態には前屈，後屈など個人差があります。子宮は全体に均一な細かい点状エコー斑を呈し，子宮内膜は高輝度エコー像として描出されます（**図2A**）。なお，子宮内膜は性周期によって変化していきます。なお，後屈した子宮体部などはプローブと子宮の間に消化管（ガス）が入り込むため観察が困難になります。

　子宮筋腫などは子宮内にさまざまなエコー像を示す腫瘍として観察されます（**図2B**）。

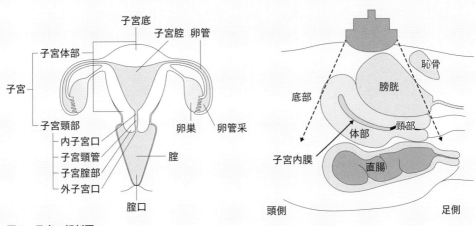

図1　子宮の解剖図

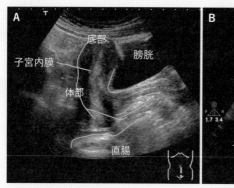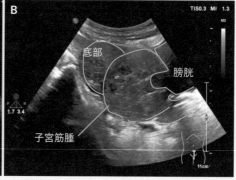

図2　子宮の超音波画像
A）正常像：下腹部正中縦走査にて膀胱とそれを取り囲むように子宮が観察される。
B）子宮筋腫：体部付近に約 60 mm 大の子宮筋腫を認める。

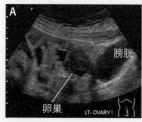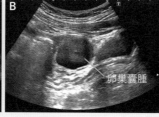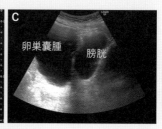

図3　卵巣の超音波画像
A）正常像：正常な卵巣は性周期に依存するが無〜低エコーとして観察される。
B）卵巣囊腫：卵巣囊腫は無エコー腫瘍として観察される。
C）巨大な卵巣囊腫：卵巣囊腫は無症状で増大することも多い。膀胱の頭側に巨大な卵巣囊腫を認める。

卵巣はどう見える?

　卵巣の位置は子宮と同様に個人差が多く，長径 4 cm 以下の類円形で内部に 1 cm 以下の卵胞が円形無エコー（黒）として描出されることがあります（**図3A**）。なお，卵胞は排卵直前には約 2 cm 前後となるなど性周期によって大きさや形態が変化します。

　卵巣腫瘍などはさまざまな超音波画像を示します。卵巣囊腫では無エコー域を伴った病変が多く，巨大な囊胞性腫瘍を呈することがあります（**図3B，C**）。

観察時の注意点は?

・下腹部で超音波を当てて真っ黒なエコーフリースペースを認めたら，その部分に消化管などが漂っているように観察された場合，大量の腹水が貯留していることになります。それとは別に消化管などが観察されず，周りとの境界を認め，さらに隔壁構造が観察された場合，卵巣囊腫などを疑います。

・消化管は内容物に加えガス（空気）が存在することから，白っぽく見えており，超音波検査としては苦手な臓器となります。しかし，消化管の位置が黒っぽく見える場合は，腸液貯留や壁肥厚を疑う所見ともいわれています。

（刑部恵介）

前立腺の検査

　前立腺の超音波検査は，排尿機能の確認には必須です。その肥大の観察は看護ケアに直結します。膀胱の観察が同時にでき，観察しやすい臓器なので排尿管理などの看護ケアにとても有用です。本項では，前立腺の位置とその大きさの測定法について解説します。

どのようなときに使う?

　残尿の原因として前立腺肥大の有無などを観察します。

超音波機器の設定：画像条件設定と使用するプローブ

- プローブ：3.5〜5 MHz のコンベックス型を使用します。
- 画像調節
- ・ゲイン→画像全体が明るく見えるように調整します。膀胱内に白いノイズが現れないように調整します。
- ・STC→深部ほど暗くなるので，全体が同じ明るさになるように補正します。
- ・フォーカス→画像が鮮明に見えるように調整します。

患者体位

- 通常は，仰臥位で行います。
- プローブを恥骨のすぐ上に置くため，個室で検査を実施する，観察部位以外にはバスタオルを掛けるなど，患者のプライバシーには十分配慮します。

検査者の位置

　検査者は患者の下腹部の横に座ります。超音波機器本体は患者の横に置くか，または手に持って検査します。

プローブの位置と操作

[検査前の注意事項]
- 前立腺の検査には前立腺自体を評価する検査と，前立腺の大きさを確認する検査があります。
- 前立腺の検査は膀胱と同様に，排尿前に行う必要があります（膀胱充満法）。
- 超音波検査では一般的に前立腺の大きさを見ることが基本となります。前立腺の容積測定を行うことで，排尿障害の原因となる前立腺肥大を見つけることができます。
- 高齢者では前立腺石灰化が観察されることが多いです。なお，超音波検査にて前立腺がんを診断することは困難とされています。

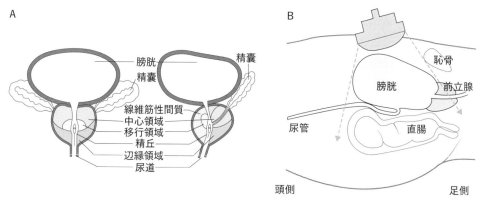

図 4-8　前立腺の解剖図（男性）

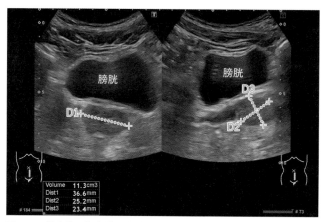

図 4-9　前立腺の超音波画像（計測方法）
前立腺の容積は横径（左右径；D1）：37 mm，上下径（D2）：25 mm，
前後径（D3）：23 mm，容積：11.3 mL

［**プローブの位置（超音波を当てる位置）**］

　前立腺は栗の実のような形状で尿道を取り囲む実質臓器です。内部は移行領域と中心領域からなる内腺部と辺縁領域からなる外腺部で形成されています（**図 4-8A**）。一般的に良性の前立腺肥大は移行領域からの肥大であり，前立腺がんは主に辺縁領域から発生するといわれています。

　前立腺の観察には身体の深部まで観察するため，周波数帯域が 3.5～5.0 MHz で，広い視野が確保できるコンベックス型プローブを用います（**図 4-8B**）。前立腺は膀胱の背尾側に位置しますので，走査部位は下腹部にプローブを当て膀胱を観察し，扇動走査にてやや足側に振ると前立腺は低エコー域として観察されます（**図 4-9**）。

［**前立腺容積測定方法**］

　測定方法には 3 点計測と簡易計測法である 2 点計測があります。

● 3 点計測法

　前立腺を 3 点で計測するには，①横断走査で横径を計測し，縦断走査で上下径と

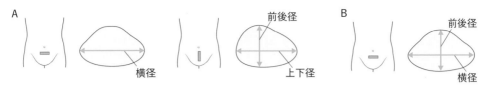

図 4-10　前立腺の計測方法
A）3 点計測法
B）2 点計測法

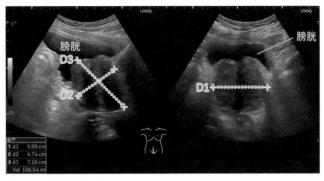

図 4-11　前立腺肥大
前立腺の容積は横径（左右径；D1）：60 mm，上下径（D2）：47 mm，
前後径（D3）：72 mm，容積：106.5 mL と著しく肥大

前後径を計測する方法（**図 4-10A**）や，②横断走査で横径（左右径）と前後径を計測し，縦断走査で上下径を計測する方法があります。つまり，前立腺の前後径を横断走査か縦断走査のどちらで測るかの違いです。

　直交する部位で計測できていれば，いずれの計測法でも前後径の値に大きな乖離はないと考えられますが，①の方が誤差は少ないとされています。また，膀胱への尿の貯留程度などで前立腺の上下軸が傾く場合がありますので，縦断走査にて先に上下径を計測し，それに直交するように前後径を計測することが推奨されています。

　①と②のどちらの方法で計測するにしても，施設内で計測方法を統一しておくことが重要です。

● 2 点計測法
簡易的に前立腺サイズを計測する際には，横断走査で横径と前後径を計測します（**図 4-10B**）。

> 前立腺推定容量の求め方
> 　前立腺の推定容量を求める方法として，一般的に楕円体の体積を求める式が使用されています。
> $\pi/6$（0.5*）× 横径（cm）× 前後径（cm）× 上下径（cm）= 体積（mL）

＊$\pi/6$ は約 0.52 ですが，簡素化して 0.5 を使用することもあり，使用する計算式については施設内での統一が必要です。

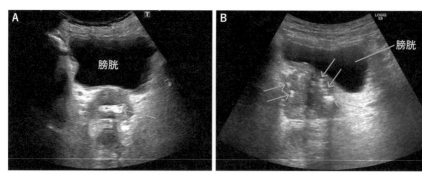

図 4-12　前立腺石灰化
A）前立腺内に少数の石灰化
B）前立腺内に複数の石灰化
前立腺内に高輝度エコー像を認めている（矢印）。

[計測時の注意点]

　尿貯留が少ないときや逆に過充満のときには上下径が計測できない場合があります。その際には無理に推定体積を求めようとせずに，2 点計測のサイズ（体積ではなくサイズ）を報告するようにしましょう。

[評価基準]

　前立腺の容量は 30 mL 以内とされています。それ以上の場合は前立腺肥大と判定されます（**図 4-11**）。なお，前立腺がんは特徴的な画像所見が乏しいため，著明な肥大や結節像を認めた場合は精査（生検など）を行うとよいとされています。なお，前立腺には石灰化（音響陰影を伴う高輝度エコー像）を認めることもよくあります（**図 4-12**）。

（刑部恵介，酒井一由）

便秘の観察（直腸・結腸）

　看護場面で排便ケアはとても重要です。コミュニケーションをとることの難しい患者では，下剤や坐薬の投与の判断が難しいときが多くあるのではないでしょうか。そのようなときに，客観的に便の状態を観察できれば，不必要な下剤の投与や，浣腸の実施を防ぐことができます。本項では，便の状態についての観察のポイントを解説します。

どのようなときに使う？

　直腸・結腸内の便の貯留状態を観察することで，より正確な便秘評価ができます。直腸内の便の性状を観察することができれば，自覚症状を訴えられない患者にも，適切な排便ケアが行うことができます。

超音波機器の設定：画像条件設定と使用するプローブ

- プローブ：一般的には 3〜7 MHz の腹部用コンベックス型プローブを用います。表層にある横行結腸や上・下行結腸を観察するときは，リニア型プローブを用いても観察が可能です。
- 画像調節
- ・ゲイン→結腸内の高エコー域と音響陰影（無エコー域）が鮮明に観察できるように調整します。
- ・STC→全体が均一な明るさになるように調整します。
- ・フォーカス→画像が鮮明に見えるように調整します。

患者体位

- 仰臥位で行います。
- 腰痛の訴えがあるときは，膝を立てると痛みが軽減する場合があります。腹部を露出しますので患者の差恥心にも配慮し，プローブを当てる部位以外はタオルを掛けて観察します。

検査者の位置

　腕をスムーズに動かせる位置に患者の下腹部がくるように，検査ベッド，椅子の高さを調節しておきます。

プローブの位置と操作

　図 4-13 に結腸，直腸の位置を示します。

［上行結腸（図 4-14）・下行結腸（図 4-15）］
　上行結腸は右腸骨稜上縁に，下行結腸は左腸骨稜上縁にプローブを横方向（横断走

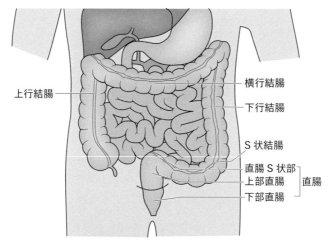

図 4-13　結腸，直腸の位置

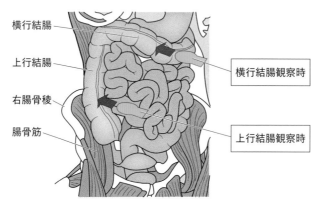

図 4-14　上行結腸，横行結腸観察時のプローブ位置

査）に当て，結腸の横断面を探します。横断面が観察できたら 90° 回転し，縦方向（縦断走査）にして観察します。腔内の最も右外側にある腸管が上行結腸，最も左外側にあるのが下行結腸です。連続している高エコー領域を探します。

[横行結腸（図 4-14）]

　横行結腸は，心窩部で横断方向にプローブを当てます。横行結腸の位置は個人差が大きいので，上下にプローブを移動させて観察します。胃の足側に観察されるのが横行結腸です。痩せ型の患者では下垂しているため，かなり足側にあります。肥満の患者では，心窩部近くまで上がっています。縦断方向でも観察します。

[S 状結腸（図 4-15）]

　S 状結腸は，下行結腸を追っていき，左下腹部を観察します。左腸骨稜上縁から内側下方へ追っていっても観察できます。

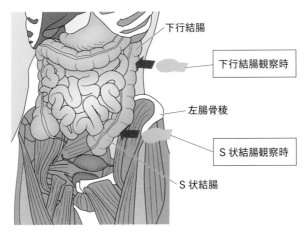

図4-15　下行結腸，S状結腸観察時のプローブ位置

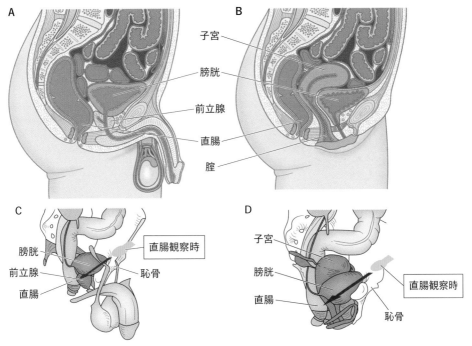

図4-16　直腸観察時のプローブ位置
A，C）男性
B，D）女性
恥骨結合のすぐ上にプローブを当てて観察する（A，B：図3-15，16再掲）。

[直腸（図4-16）]

　直腸は，プローブを恥骨結合のすぐ上部に当てます。プローブをやや足側に向けて超音波を当てると膀胱，前立腺または子宮があり，その背側に直腸が観察できます。臓器との位置関係で直腸の同定ができます。直腸は一番背側にあるので，やや強めにプローブを当てると描出しやすくなります。

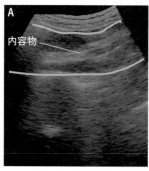
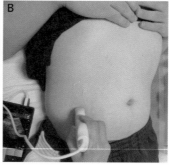

図 4-17　上行結腸の観察
A）内容物は軟らかいので，もやもやとした高エコー領域が観察される。
B）プローブは右腸骨稜の上縁に前方または側方から当てて，肋骨の下まで観察する。

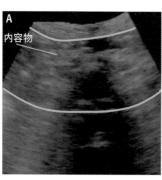
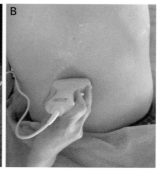

図 4-18　横行結腸の観察
A）内容物の性状はまだ水分が多いので，上行結腸と似た像が観察される。
B）プローブは心窩部から足側へ走査する。

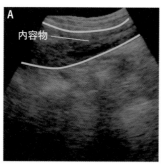
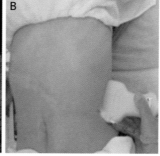

図 4-19　下行結腸の観察
A）内容物の水分が減ってくるので，高エコー領域・後方陰影が明瞭になる。
B）プローブは腹側または側方から当て，左腸骨稜から肋骨の下まで観察する。

腸管各部位の超音波画像と撮影の実際（図 4-17〜21）

　通常の状態の大腸は，比較的均一な点状エコーが観察されます。大腸表面の輝度が最も高く，次第に減衰していきます。便が硬くなると，大腸表面の輝度が非常に高くなり，後方陰影像（無エコー）が観察できます。

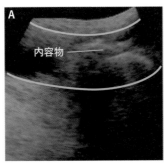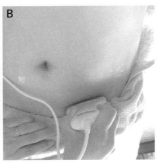

図 4-20　S 状結腸の観察
A）水分が減り，内容物が硬くなってくるので高エコー領域が明瞭になってくる（輝度の増加）。
B）プローブは左腸骨稜上縁から内側下方へ走査する。

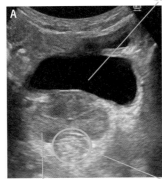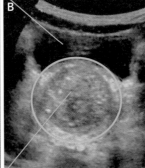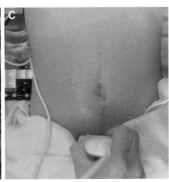

図 4-21　直腸の観察
便の有無・性状により，直腸の大きさ，輝度が変化する。
A）直腸（男性）内には便が少ないので，直腸径が小さい。
B）直腸（女性）内には便が多くたまっているため，径が大きくなっている。
C）プローブは恥骨の上に当てて恥骨下方を走査する。

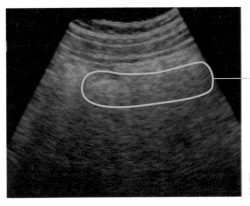

図 4-22　結腸内の軟便
軟便の場合は，硬便に比べて低エコーとなる。

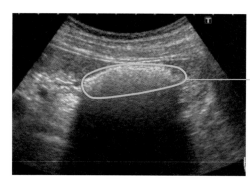

硬便

図 4-23　結腸内の硬便
大腸内の硬便は，大腸表面の高エコーとその後方陰
影が観察できる。

結腸・直腸の便貯留像

　便が軟らかくなると低エコー（灰色）になります。便の貯留がないときは何も（黒
色）画像は映りません（**図 4-22**）。

　便が硬くなると，反射はより強くなり，高エコー領域（白色）が観察されます。そ
の下方は後方音響陰影により無エコー像になります（**図 4-23**）。

（酒井一由，刑部恵介）

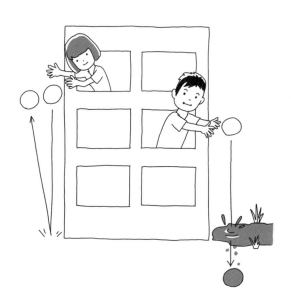

褥瘡の観察

どのような状況であっても患者に褥瘡を発生させないことが重要です。予防した上で，もし発生してしまった場合でも，いかに早く発見し，対処できるかで看護の質が大きく向上します。そのようなときに大いに役立つのが超音波検査です。褥瘡内部の状態も観察できるので，悪化を事前に予測できます。本項では，褥瘡の状態を簡単に把握する方法を中心に解説します。

どのようなときに使う？

- 褥瘡の内部構造が知りたいとき，表面からは分からない深部の構造が観察できます。
- 褥瘡は，皮膚の一部が赤味を帯びたり，ただれ・傷などの症状を呈したりするので，その状態を視診・触診で観察します。褥瘡の状態は，潰瘍の到達深度でステージⅠ～Ⅳまで区分されます（図4-24）。

  しかし，深部に表面からは見えなかった病態が存在することがあります。例えば，「深部組織損傷（deep tissue injury，DTI）（図4-25）」「皮下ポケット」「水疱」などです。超音波機器を用いると，これらの内部構造の評価に有効です。

超音波機器の設定：画像条件設定と使用するプローブ

- プローブ：体表を観察できる10 MHz以上のリニア型プローブを用います。
- 画像調節
- ゲイン→画像全体にノイズがなく明るく見えるように調整します。部位により骨や腱があるため，皮下組織にノイズがない明るさにします。
- STC→画面全体が均一な明るさになるように調整します。ゲインと同様に，観察する組織の特徴に合わせて明るさを調整します。

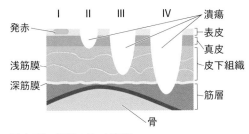

図4-24　褥瘡ステージ分類
潰瘍の深さにより以下のように分類される。
　ステージⅠ：表皮のみのダメージ，表皮の発赤
　ステージⅡ：真皮までの浅い潰瘍
　ステージⅢ：皮下組織（脂肪組織）まで達する潰瘍
　ステージⅣ：筋の露出を伴う全組織欠損

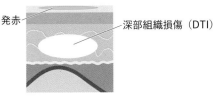

図4-25　DTI
表面は発赤のみが観察されるのでステージⅠに相当するが，皮下組織にはDTIが存在している場合がある。潰瘍形成と同時にステージⅢになってしまうので，注意を要する。

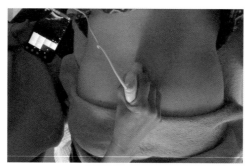

図 4-26　仙骨部の観察

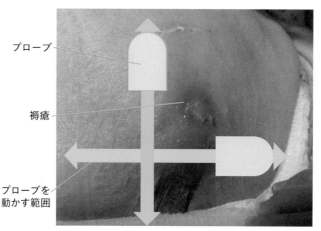

プローブ

褥瘡

プローブを
動かす範囲

図 4-27　褥瘡を観察する範囲
プローブは褥瘡のある部位だけではなく，健常部も含めて観察する。そ
うすることで健常部と褥瘡部の比較ができる。

・フォーカス→皮下組織の画像が鮮明に見えるように調整します。

患者体位

　仙骨を観察するときは腹臥位に寝かせます（**図4-26**）。大転子付近を観察するとき
は側臥位にします。他の部位はいずれも褥瘡がよく観察できる体位にします。

プローブの位置と操作

- 感染予防のためゼリーを付けたプローブをラップでカバーします。
- 褥瘡部にも多めにゼリーを付け，皮膚とプローブの間の空気をできるだけ少なくし
ます。潰瘍の中にも空気が入らないようにゼリーを満たして観察します。ゲルフィ
ルムなどを用いると画像が鮮明になることがあります。
- 褥瘡の観察は，患部のみではなく，その周囲の健常部も含めて観察します（**図
4-27**）。正常組織と褥瘡組織の比較により，その重症度が観察できます。
- 褥瘡は患者の状態により日々変化しますので，経時的な観察が非常に重要になりま
す。

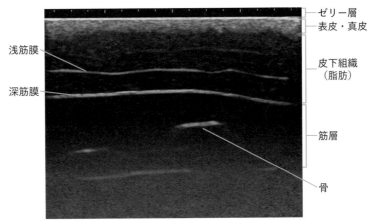

浅筋膜

深筋膜

ゼリー層
表皮・真皮
皮下組織
（脂肪）
筋層
骨

図4-28　正常な皮膚の超音波画像
皮下組織層には乱れがなく，層状の組織が観察できる。

正常皮膚の超音波画像[*]

　表皮，真皮，皮下組織，筋層がきれいな層を形成して観察できます（**図4-28**）。特に浅筋膜や深筋膜に断裂がなくきれいに見えることが重要です。

褥瘡の超音波画像[*]

　褥瘡のある部位の超音波画像は，表皮・真皮・皮下組織の層構造が壊れていて，不鮮明です。皮下組織に低輝度エコーが認められる場合は，浮腫や血液の貯留を疑います（**図4-29**）。

　皮下組織の褥瘡部分が横に広がったものを，皮下ポケットといいます。皮膚表面からの観察では判別できない構造の1つです。**図4-30**では，表皮直下に壊死組織範囲よりも広い範囲で低輝度領域の皮下ポケットが観察されています。

　褥瘡部の内部構造が高エコーと低エコーが混在しているものをCloud-like像といい，DTIが疑われます（**図4-31**）。

＊組織損傷超音波観察トレーニングファントム（株式会社坂本モデル）にて撮影。

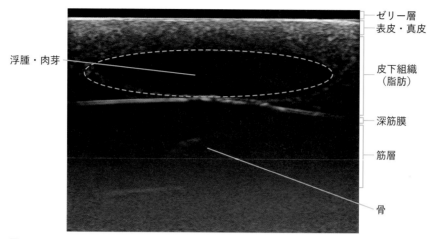

ゼリー層
表皮・真皮
浮腫・肉芽
皮下組織
（脂肪）
深筋膜
筋層
骨

図 4-29　浮腫のある超音波画像
表面に潰瘍はないが，皮下組織に組織損傷が観察される。

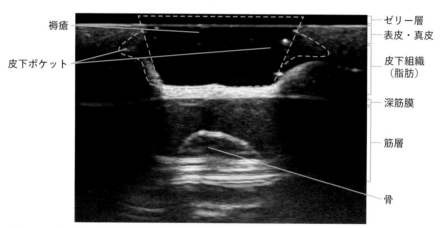

褥瘡
ゼリー層
表皮・真皮
皮下ポケット
皮下組織
（脂肪）
深筋膜
筋層
骨

図 4-30　皮下ポケットのある超音波画像
褥瘡の内部に横に広がった皮下ポケットが観察される。

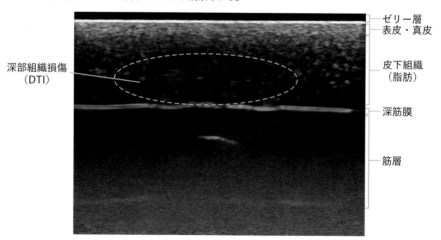

ゼリー層
表皮・真皮
深部組織損傷
（DTI）
皮下組織
（脂肪）
深筋膜
筋層

図 4-31　DTI のある超音波画像
皮下組織に DTI が観察される。

（酒井一由，刑部恵介，高井洋次）

嚥下の評価

超音波検査では咽頭や喉頭の内部を容易に観察できるので，日常の看護で誤嚥・咽頭残留物の有無が把握できます。誤嚥性肺炎などが悪化する前の段階で，食物の粘度の調節や残留物の除去をすることができます。本項では，残留物の確認方法を中心に解説します。

どのようなときに使う？

誤嚥の簡易スクリーニング検査で誤嚥や咽頭残留の疑いがある場合は，超音波検査で残留物の有無を確認します。

超音波機器の設定：画像条件設定と使用するプローブ

- プローブ：喉頭蓋谷，梨状窩，気管などの浅部は 10 MHz 以上のリニア型プローブを用います。舌骨，喉頭蓋，口腔などの深部は 3〜7 MHz のコンベックスプローブを使用します。
- 画像調節
- ・ゲイン→画像全体にノイズがなく明るく見えるように調整します。喉頭蓋谷，梨状窩にノイズがないようにします。
- ・STC→画面全体が均一な明るさに調整します。
- ・フォーカス→画像が鮮明に見えるよう調整します。

患者体位

喉頭蓋谷，梨状窩の観察はどちらも座位で行います。患者にはやや上を向いてもらいます。

検査者の位置

プローブを当てやすい位置で患者の横に座ります。

プローブの位置と操作

［検査前の注意事項］
- 座位での観察となるので，通常のゼリーでは垂れてしまいます。やや硬めのゼリー（ハードタイプ）を使った方が撮影しやすいです。
- 観察時はプローブを強く押さないようにしましょう。強く押し過ぎると気道が変形します。高齢者では息ができなくなりますから要注意です。
- 喉頭蓋谷と梨状窩の位置をしっかり把握しておきましょう（図4-32）。
- ・喉頭蓋谷は，舌根と喉頭蓋の間に存在する陥凹です。
- ・梨状窩は，喉頭蓋後方から食道上端までをいいます。

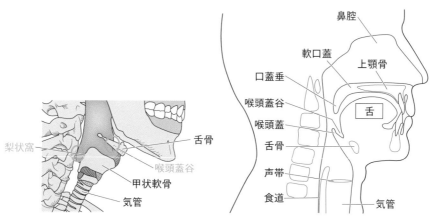

図4-32　喉頭蓋谷と梨状窩の位置
喉頭蓋の前に喉頭蓋谷が，後下側に梨状窩が位置する。どちらも食物残渣がたまる部位。

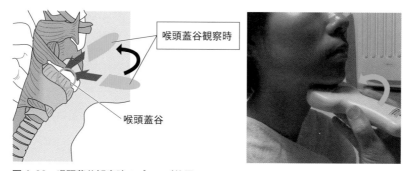

図4-33　喉頭蓋谷観察時のプローブ位置
横断方向でプローブを舌骨の上から当てる。プローブを上側に傾けながら喉頭蓋谷を描出する。

［プローブの位置（超音波を当てる位置）］

①　喉頭蓋谷（図4-33）

プローブは舌骨の上に当てますが，舌骨が分かりにくい場合は気管軟骨の上方に当てます。

②　梨状窩（図4-34）

甲状軟骨中央部からやや側方に数cmずらした位置に当てます。

［プローブ操作の実際］

①　喉頭蓋谷の観察

横断走査で観察します。プローブを顎の付け根に当ててプローブを上側に傾けながら舌（高エコー）と喉頭蓋（高エコー）を描出して，その間の喉頭蓋谷を観察します。

②　気管・梨状窩の観察

梨状窩は気管後壁より深部の頭側にあります。プローブを縦方向にして甲状軟骨上に当てて甲状軟骨（低エコー）と気管前壁（高エコー）を描出します。プローブを外側に回転させて気管後壁（高エコー）を目印にして，その上側の梨状窩を描出し，観察します。

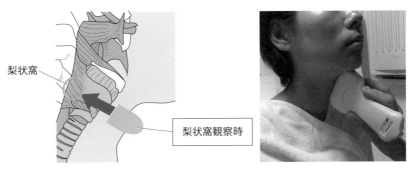

図4-34　梨状窩観察時のプローブ位置
縦断方向で甲状軟骨上にプローブを当てる。やや側方に移動させて気管後壁上方の梨状窩を観察する。

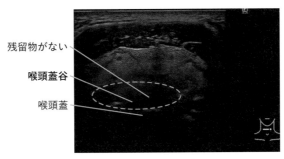

図4-35　残留物のない喉頭蓋谷（横断像）

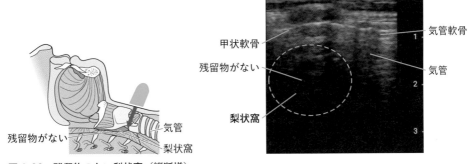

図4-36　残留物のない梨状窩（縦断増）

残留物のない喉頭蓋谷と梨状窩の超音波画像

残留物がなければ喉頭蓋谷，梨状窩ともに低エコー域となります（図4-35, 36）。

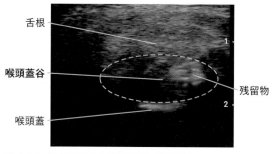

図 4-37 残留物のある喉頭蓋谷（横断像）

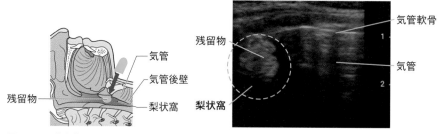

図 4-38 残留物のある梨状窩（縦断像）

食物残渣のある超音波画像

　残留物が存在した場合，低エコーの中に高エコー領域が観察できます（**図 4-37, 38**）。

（酒井一由）

経鼻胃管の観察

　経鼻胃管は鼻腔から頸部食道を通り，食道胃接合部を経て胃内に留置されます。しかし，経鼻胃管挿入時に食道ではなく気道に誤って挿入されることがあり，誤挿入の状態で放置されたまま栄養や水分供給を行うと，肺炎などを引き起こすことがあります。そのため，挿入時に確実に食道に入っているか確認することが必須となります。その点で超音波検査は非侵襲的にリアルタイムで胃管を簡単に確認することができ有用です。

どのようなときに使う？

　意識レベルの低下した患者や嚥下障害のある患者，口腔や咽頭の手術後の患者に対して，経鼻胃管の挿入状況を確認する方法として使用します。

超音波機器の設定：画像条件設定と使用するプローブ

　体表面から行う超音波検査で食道が観察できる部位は，頸部と心窩部の2か所のみです。それ以外は胸腔内に位置するため観察することができません（図4-39）。従って，経鼻胃管が観察できるのは頸部からと心窩部からとなります。

［**頸部からの観察方法**］
● プローブ：頸部食道は体表近くに位置するため高周波のリニア型プローブを用います。
● 画像調節
・ゲイン→画像全体が明るく見えるようにまた，背景に白いノイズが現れないように調整します。
・STC→深部ほど暗くなるので，全体が同じ明るさになるように補正します。
・フォーカス→画像が鮮明に見えるように調整します。

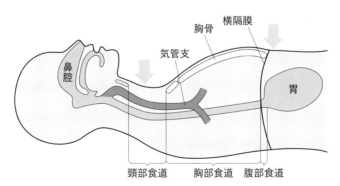

図4-39　食道の解剖図
　　：超音波検査でアプローチできる部位。

［腹部からの観察方法］
- プローブ：腹部食道や胃の観察には身体の深い位置まで観察するため，周波数帯域が 3.5〜5.0 MHz で，広い視野が確保できるコンベックス型プローブを用います。
- 画像調節：頸部と同様に調節します。

患者体位

- 通常は，頸部も腹部も仰臥位で行います。
- 頸部：食道は正中よりやや左側にあるので，頭部を軽く右側に回転してもらいます（正面から 30° くらい）。
- 腹部：食道胃接合部も正中よりやや左側にあります。左肋骨弓の下部にプローブを当て，吸気位で観察します。

検査者の位置

　腕をスムーズに動かせる位置に患者の頸部および腹部がくるように，検査ベッド，椅子の高さを調節しておきます。

プローブの位置と操作

［検査前の注意事項］
　ゼリーはプローブに付け，患者の身体には付けないようにします。

［プローブの位置（超音波を当てる位置）］
- 頸部：頸部やや左側にプローブを当てます。横断走査で位置を確かめた後，90° 回転させて縦断走査で食道の観察をします。
- 腹部：食道胃接合部も正中よりやや左側にあります。左肋骨弓下走査で観察を行います。

［プローブ操作時の注意］
- 食道を確認する方法として，プローブを当てたまま唾を飲み込んでもらうと，食道内を流れる様子が観察できます。
- 気道では内腔は空気で満たされているため，気道表面が高反射体として観察できるのみで，気道内腔の観察はできません（**図 4-40A**）。

［プローブ操作］
- 頸部：頸部の正中では体表面からが皮膚，甲状腺（峡部），気道の順に観察します（**図 4-40A**）。そして食道は気道の左側でやや背側に位置しており，左頸動脈の観察断面の深部に観察できます。左頸部横断走査では食道は円形に観察でき，縦断走査では食道前壁，内腔，後壁の層状に観察できます（**図 4-40B**）。
- 腹部：心窩部縦断走査や左肋骨弓下走査などで腹部食道（食道胃接合部）や胃が観察

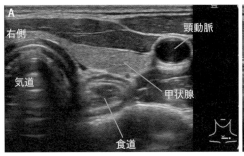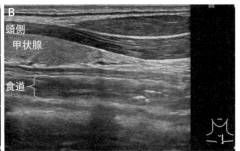

図4-40　食道の超音波画像
A）頸部横断走査
B）頸部縦断走査

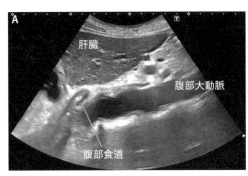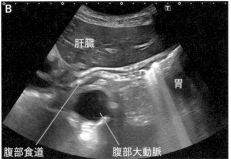

図4-41　食道の超音波画像
A）心窩部縦断走査
B）左肋骨弓下走査

され，その中にある経鼻胃管チューブを観察することになります。心窩部縦断走査で肝臓の背側に横隔膜を貫通するように腹部食道が観察できます（**図4-41A**）。なお，食道と胃の連続性をもって観察したい場合は，その解剖学的な走行に合うように左肋骨弓下走査にすると観察できます（**図4-41B**）。

　胃は前壁の観察はできますが，胃内はガスなどが存在しているため内腔（チューブを含む）や後壁は観察しにくいことが多いですが，胃内が液体で充満している状態であれば観察できます。

経鼻胃管チューブの見え方

- 経鼻胃管などのチューブ類は人工物であるため，超音波検査ではチューブの長軸断面では二重線様に高エコーの線が観察できます。
- 短軸断面であれば丸く観察できます。
- チューブ内が液体で満たされている場合には前面（高エコー），内腔（無エコー），後面（高エコー）の3層構造で観察できます（**図4-42A**）。
- チューブ内が空気で満たされている場合は前面のみ観察でき，その下方にはコメット様エコー像が観察できます（**図4-42B**）。

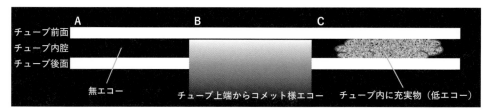

図 4-42　超音波検査で観察されるチューブ像
A）通常の胆管内チューブは高エコー・無エコー・高エコーの 3 層構造として観察できる。
B）チューブ内にガスなどがある場合にはコメット様エコーが観察できる。
C）チューブ内に粘液など液体以外の内容物がある場合は低エコー像として観察できる。

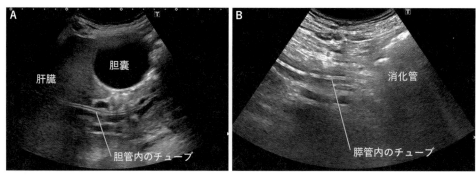

図 4-43　超音波検査で観察されるチューブ像
A）胆管内チューブ
B）膵切除後の膵管‒消化管チューブ

- 粘液など内容物がある場合には前面（高エコー），内腔（低エコー），後面（高エコー）の 3 層構造で観察できます（**図4-42C**）。
- 胆汁や膵液を消化管に排出させるためのチューブも同様に観察できます（**図4-43**）。

（刑部恵介，酒井一由）

関節拘縮の観察

　関節拘縮を疑う場合は，症状がある関節の関節包や靭帯，骨の位置関係を観察します。例えば，膝関節の屈曲拘縮（伸展可動域が制限される）では，膝の靭帯の肥厚や骨の位置関係の異常が考えられます。関節拘縮はいくつかのタイプに分かれています。超音波機器で観察することで，どのタイプに分類されるかが分かります。本項では，関節拘縮を観察するときのポイントについて膝関節を中心に解説します。

どのようなときに使う?

- 四肢の術後や長期臥床により，関節拘縮が疑われる場合に用います。
- 運動麻痺や意識障害が生じていると，患者自身が関節を動かすこと（自動運動）が困難になります。そのため，自分の力ではなく，その他の外力を使って関節を動かすこと（他動運動）で関節の可動範囲を確認することが重要です。
- 関節拘縮は①皮膚性拘縮，②筋性拘縮，③神経性拘縮，④結合組織性拘縮に大別されます。それぞれ必要な治療が異なりますので，どの関節拘縮が生じているかを確認することが重要です。特に超音波機器で観察できるのは②筋性拘縮と④結合組織性拘縮です。

超音波機器の設定：画像条件設定と使用するプローブ

- プローブ：使用周波数5～15 MHzのリニア型プローブを使用します。
- 視野幅：40 mm前後。
- 視野深度：30 mmまでとします。
- 画像調整
- ・ゲイン→目的とする骨や筋，関節包が明瞭に描出されるように調整が必要です。高齢者や拘縮を有する患者では高輝度に組織が描出されます。
- ・STC＝TGC（time gain compensation）→超音波は同じエコー源であっても，深さによって減衰します。そのため，深いところから浅いところまでの輝度が同程度となるように調整する必要があります。
- ・フォーカス→目的組織の深度に合わせて，最も適切な位置に設定します。
- ・ダイナミックレンジ（DR）→DRが狭い画像は明暗が強く粗雑で，いわゆる硬い画像となります。一方で，DRが広い場合は輝度の階調性に富み，きめ細かいですが全体的にグレー調で単調な印象の画像，いわゆる軟らかい画像となります。

患者体位

- 患者体位は仰臥位（**図 4-44A**）もしくは腹臥位（**図 4-44B**）とします。
- 膝内側を観察する際には股関節を外旋させ，膝内側を検査者に向けてもらうと安楽かつ検査が実施しやすくなります。

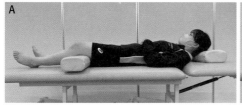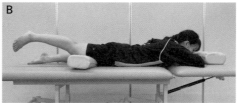

図 4-44　患者体位
A）仰臥位
B）腹臥位

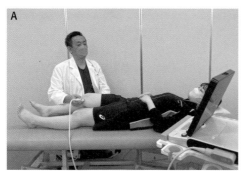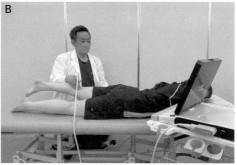

図 4-45　検査者の位置
A）仰臥位
B）腹臥位

- 膝後面を観察する際には腹臥位にしますが，大腿遠位部にタオルや枕を入れることで膝関節を可能な限り伸展してもらいます。
- 可動域制限の状態に合わせて，枕などを使うことで脱力してもらえます。

検査者の位置

検査側のベッドの側方に位置します。患者の膝が自分の腹部辺りに位置するように配置します（**図4-45**）。

プローブの位置と操作

［検査前の注意事項］
関節の可動域を確認し，患者にとって安楽な姿勢をとってもらいましょう。

［プローブの位置（超音波を当てる位置）］
- 内側面：プローブは関節裂隙が中央になる位置で，体表に垂直に，前額断が観察できるように置きます。関節裂隙が描出されると，内側半月が確認できます（**図4-46**）。
- 後面：プローブは関節裂隙が中央になる位置で，体表に垂直に，矢状断が観察できるように当てます（**図4-47**）。

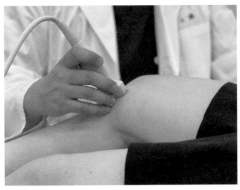
図 4-46　膝内側のプローブ位置

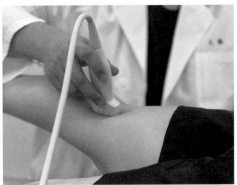
図 4-47　膝後面のプローブ位置

［超音波を当てる方向］
　プローブは傾けずに垂直に当てます。特に大腿骨と脛骨の辺縁が線状の高エコーで描出できるようにプローブの傾きを微調整します。

［プローブ操作時の注意］
　プローブで圧迫しすぎないように注意しましょう。靱帯や関節包の厚さを観察するため，圧迫しすぎると厚みが正確に検査できません。

［プローブ操作］
● 膝内側
・大腿骨内側顆，脛骨内側顆をつなぐ関節包を確認し，膝関節内側面中央部で最も関節包が肥厚した部分（内側側副靱帯）を描出します（図4-48）。
・プローブを内側側副靱帯の近位–遠位方向に連続的に観察し，靱帯の厚さを観察します。

● 膝後面
・膝後面で大腿骨内側顆が最も後方に凸になっている部分を探すように，内側–外側方向に連続的に観察します。
・大腿骨内側顆の最も後方に凸な部分が描出できたら，その部分を軸に，半膜様筋腱が平行に描出できるようにプローブを回転させ，脛骨内側顆も描出し，大腿骨内側顆と脛骨内側顆の位置関係を確認します（図4-49）。
・患側の反対側に拘縮がない場合は，反対側と大腿骨内側顆と脛骨内側顆の位置関係を比較します。

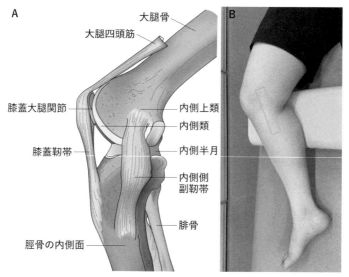

図 4-48　膝関節
A）膝内側の構造
B）超音波観察部位（四角）

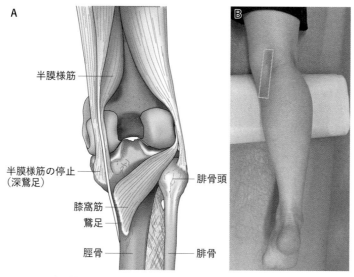

図 4-49　膝関節
A）膝後面の構造
B）超音波観察部位（四角）

正常な膝関節超音波画像

● 膝内側

・ 関節包は骨膜や筋膜と連続する結合組織性の被膜である線維層（線維関節包）と滑膜
　の 2 層構造から成ります（**図 4-50**）。

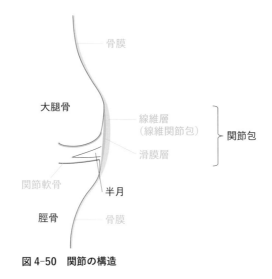

図 4-50　関節の構造

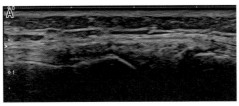

図 4-51　膝関節内側
A）超音波画像
B）シェーマ

・正常な関節の超音波画像では滑膜と線維関節包の境界は観察できず，太い線状の高エコー像として観察できます。その関節包の内面が滑膜になります（図 4-51）。
・膝内側では線維関節包が肥厚し，内側側副靭帯を形成します（図 4-52）。
・内側側副靭帯は表層（筋膜）と深層（線維関節包）から成り，エコー上でも区別できます。

● 膝後面
・正常な膝関節伸展運動では大腿骨に対して脛骨が前方に移動します。そのため，伸展位では大腿骨顆部の後方突出部よりも脛骨顆部は前方に位置します（図 4-53）。
・超音波像では大腿骨顆部に対して脛骨が 6〜8 mm 程度深い位置に観察されます。

拘縮した膝関節超音波画像

● 膝内側
・関節拘縮が生じると，線維関節包が肥厚します。特に内側側副靭帯の大腿骨付着部は肥厚することが多いです（図 4-54）。

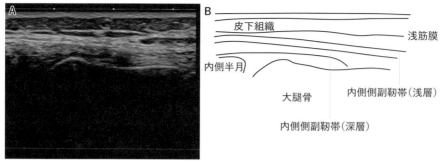

図4-52　内側側副靭帯
A）超音波画像
B）シェーマ

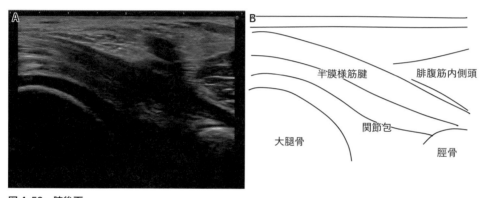

図4-53　膝後面
A）超音波画像
B）シェーマ

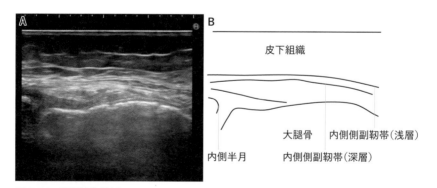

図4-54　膝関節拘縮例
A）超音波画像
B）内側のシェーマ

・高齢者の場合，関節の痛みを伴う例では関節内の腫れや内側半月の逸脱を認めることもあります。

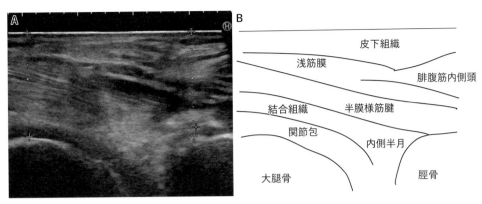

図 4-55　膝関節拘縮例
A）骨の位置関係の超音波画像
B）シェーマ

● 膝後面

・屈曲拘縮がある場合，脛骨顆部の高さが大腿骨顆部に近づきます。

・疼痛を伴う例では，半膜様筋腱の周囲の水腫や腱自体が低エコー像として観察されることがあります（**図 4-55**）。

（工藤慎太郎，河西謙吾）

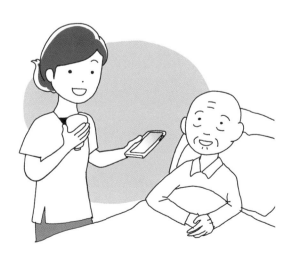

ちょっと限られた看護場面

DVT の観察

　DVT（deep vein thrombosis，深部静脈血栓症）を疑う場合は，下肢の近位から遠位まで全てを検索する全下肢静脈エコー（whole leg ultrasonography）と，中枢側静脈（大腿から膝窩まで）を圧迫で見ることで検査時間を短縮する proximal compression ultrasonography があります。本項では，短時間で実施可能な中枢側静脈での撮像について示します。また，より簡便なスクリーニングの観点から B モードを中心とした DVT の確認を中心に解説します。

どのようなときに使う？

　下肢骨折の術後に生じる下肢の色調変化や腫脹，疼痛が主な徴候です。その他では下腿筋の硬化や圧痛が重要です。足関節を強く背屈させた際の下腿後面の疼痛が生じる Homans 徴候も重要な所見です。これらの徴候が認められる場合には DVT を疑い，超音波画像を含めた観察が必要になります。

超音波機器の設定：画像条件設定と使用するプローブ

● プローブ：使用周波数 7～12 MHz のリニア型プローブを使用します。
● 画像調整
・ゲイン（反射波の増幅度）→血管壁が明瞭に描出され，かつ内腔にエコーがないように調整することが望ましいです。初心者の場合，アンダーゲインでは情報が欠落するため，ややオーバーゲインで調整する必要があります。
・STC（sensitivity time control）= TGC（time gain compensation）→超音波は同じエコー源であっても，深さによって減衰します。そのため，深いところから浅いところまでの輝度が同程度となるように調整する必要があります。
・フォーカス→血管の深度に合わせて，最も適当な位置に設定します。
・ダイナミックレンジ（DR）→血管壁や隆起性病変などの性状を評価するために，DR は比較的広く設定し，内部の性状変化が輝度として現れるように設定します。目安としては 55～65 dB の範囲で設定する場合が多いです。

患者体位

　仰臥位もしくは仰臥位での開排位とします（図 4-56，57）。

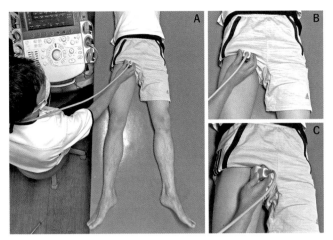

図 4-56　大腿静脈撮影
A）患者体位
B）短軸でのプローブ位置
C）長軸でのプローブ位置

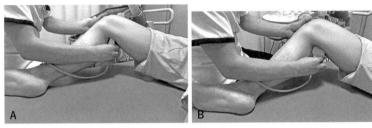

図 4-57　膝窩静脈撮影
短軸（A）と長軸（B）の計測肢位とプローブ位置。膝窩静脈を短軸で描出した後に，長軸に回転させる。

検査者の位置

　患者の検査側に位置し，肩が挙上せずにスムーズにプローブ操作ができる高さにベッドを設定します。

プローブの位置と操作

［検査前の注意事項］

　静脈は圧迫により潰れやすいため，ゼリーを十分に使用して，撮像が可能な最小限のプローブの圧迫にとどめます。

［プローブの位置（超音波を当てる位置）］

　大腿静脈は鼠径部（**図 4-56**），膝窩静脈は大腿部の遠位（**図 4-57, 58**）で，それぞれ大腿部に直交し横断面（短軸像）が観察できるようにプローブを当てます。また，それぞれの静脈の長軸像を撮像するためにプローブを90°回転させ，大腿部に対して平

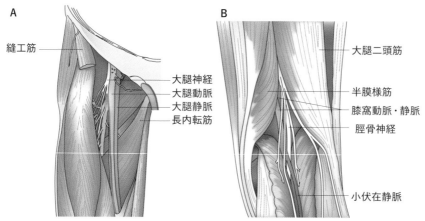

図 4-58　大腿の動静脈の位置
A）正面から見た図
B）膝窩から見た図

表 4-1　血流速度計測でのプローブ操作の留意点

探触子	直角	鋭角
	プローブ	プローブ
Bモード	○	×
ドプラ	×	○

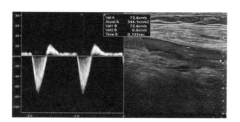

図 4-59　超音波画像診断装置のスラント機能

行にプローブを当てます。

[超音波を当てる方向]

　Bモードで血管径や血管壁を描出する際には，血管に対して垂直にプローブを接触させる必要があります。一方で，血流情報を評価するためには，血管に対してドプラ入射角が小さくなるようにプローブを斜めに適度に圧迫したり（**表 4-1**），スラント機能＊を用いて検査します（**図 4-59**）。従って，評価する項目によってプローブの操作は

＊スラント機能：ドプラ法はその原理上，ドプラ入射角（θ）が 60 度を超えると正確な血流速度を求めることができません。そこでスラント機能で超音波ビームを斜め方向に走査することで入射角を調整します。

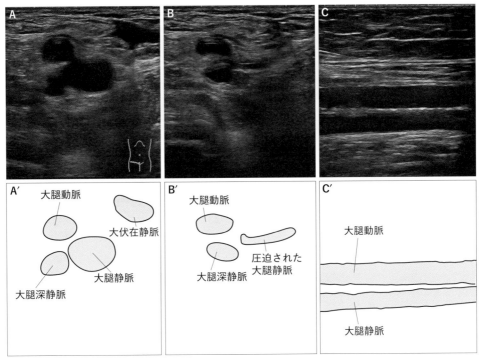

図 4-60　大腿静脈の正常な横断面（A）と圧迫時の変化（B），縦断面（C）
正常では，プローブでの圧迫により大腿静脈は潰れて変形する。

異なります。

[プローブ操作時の注意]
　静脈は動脈に比して血圧も低く，プローブの圧迫によって容易に変形します。特に血管の描出が困難な場合など，力が入り圧迫しやすいために注意が必要です。

[プローブ操作]
- Bモードでプローブを鼠径部に接触させることで（図4-56A），大腿静脈の横断面を描出します（図4-60A）。その状態で，プローブの圧迫・解除を繰り返して血栓閉塞の有無を調べます（図4-60B）。
- 膝窩静脈に関しても，同様にBモードで大腿の遠位で膝窩部の中央にプローブを接触させます（図4-57A）。必要に応じて，カラードプラ機能を用いて，膝窩静脈を同定することも重要です。

正常な大腿および膝窩静脈の超音波画像

- 大腿静脈は，大腿動脈の内後方にあり，大腿の筋群に分布する大腿深静脈と下肢へ続く浅大腿静脈に分かれます（図4-60A, B）。大腿の中部で内転筋管を通り，膝窩静脈に移行します（図4-61A）。

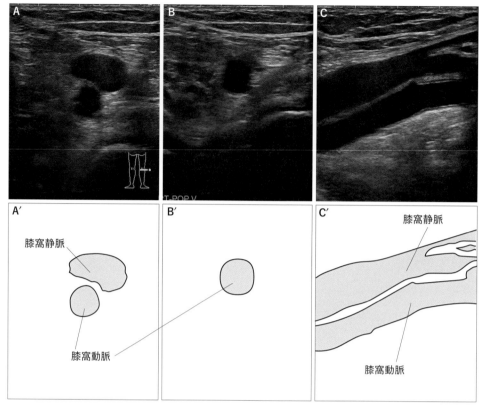

図 4-61 膝窩静脈の超音波像
A）正常な横断面
B）圧迫時の変化
C）長軸像

- 動脈と静脈は伴走しますが，静脈は血管壁の平滑筋が薄いため，圧迫により変形します。そのため鑑別にはプローブでの圧迫による変形も判断する 1 つの指標となります（図 4-60，61）。

DVT の超音波画像

- DVT は静脈腔内に血栓像が確認されれば確定診断となります。血栓を認めた場合は，血栓の性状としての形態（閉塞型，非閉塞型，浮遊型），経時変化として退縮，器質化，石灰化を判断します。
- 血栓を有する場合は，B モードの長軸像にて血管の内腔が狭くなっていたり，カラードプラで血流が表示されなかったり，減少したりします。
- また，圧迫により容易に形態が変化する静脈がつぶれない場合も血栓が存在することを示す所見となります。

（工藤慎太郎，河西謙吾，高井洋次）

リンパ浮腫の観察にも有効な超音波検査

　浮腫は心性浮腫や腎性浮腫などの全身性浮腫と局所性浮腫に大別されます。全身性浮腫は基本的に左右対称的に出現するのに対し，局所性浮腫は左右非対称に現れることが多いです。

　超音波では皮下組織の肥厚や皮下組織内への液貯留像（敷石状エコーパターンの出現）により，浮腫の状態を指摘することができます（**図1**）。ただし，超音波画像だけで全身性浮腫と局所性浮腫の鑑別は困難です。

　局所性浮腫の1つであるリンパ浮腫は，リンパ液の流れが阻害されることにより皮下にリンパ液の貯留が起こっている状態で，多くは婦人科系悪性腫瘍術後，乳がん術後など放射線治療やリンパ節郭清術術後の合併症として生じます。

　患者から浮腫の訴えがあった際は両側性か片側性かを確認するとともに，手術歴を確認すればおおよそ判断することができます。

　注意すべきは深部静脈血栓症（DVT）においても片側性の腫れが多いことです。DVTは致死的な肺塞栓につながることがあるため，鑑別は必要です。DVTでは血流うっ滞により皮下組織や筋肉の腫れが見られますが，静脈圧の上昇により二次的に浮腫を生じることがあるため，同時に静脈内の血栓の確認もできればよりよいと考えられます。

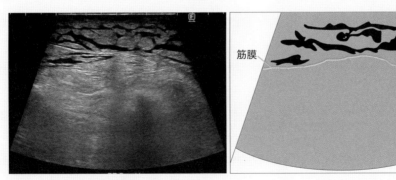

図1　リンパ浮腫の超音波像：敷石状エコーパターン
肥厚した皮下組織間隙に液貯留（リンパ液）が見られる。

（高井洋次）

心臓の読み取り

　心エコーは，心電図検査と並んで循環器領域には必須の検査です。通常は生理検査室などで行われ，検査するモードや測定項目も数多くあり，かなりの熟練を要します。本項では，詳細な検査法ではなく，循環器系の異常が示唆された際に，看護師がベッドサイドでより簡便に必要最低限の情報を得て，素早く臨床サイドに伝えることを目的として解説します。

どのようなときに使う？

- 急な血圧低下が見られる，胸や肩が急に痛くなった，あるいは急に違和感が出てきた，心窩部痛がある，呼吸が苦しい，いつもよりも頻脈または急に徐脈になったなどの症状があるときには，心エコーのプローブを軽く当ててみましょう。
- 心臓や肺に異常が生じると，以下のような症状として現れることがあります。いずれの症状も看護師がバイタルチェックを行う際に確認できる内容です。

[急な血圧低下が見られる・胸や肩，心窩部の痛み，あるいは違和感]
- 狭心症や心筋梗塞を疑う症状の1つです。また，心筋梗塞の中でも下壁心筋梗塞では，心窩部痛や胃が痛いと訴える患者も少なくありません。
- 心筋梗塞による神経終末の刺激で副交感神経（迷走神経）が興奮し，低血圧，嘔吐，徐脈，さらに洞停止，房室ブロックを起こすことがあります（Bezold-Jarisch反射）。
- 急な心嚢水貯留でもこのような症状が出ることがあります。

[呼吸が苦しい・胸痛がある・頻脈になった]
- 肺塞栓症を疑う所見の1つです。
- 長い間ベッドに寝ている患者では下肢静脈血栓ができやすく，あるとき血栓が剝がれて肺動脈やその分枝に詰まり肺塞栓症を引き起こすことがあります。この場合，呼吸困難や頻脈といった症状が現れます。
- 胸水貯留時でもこういった症状や，呼吸が速くなるなどの症状が現れます。

超音波機器の設定：画像条件設定と使用するプローブ

- プローブ：使用周波数1.7～3.8MHzのセクタ型プローブを使用します。
- 画像調整
・ゲイン→画像全体の明るさを変える機能のことであり，ゲインが高すぎると白っぽい画像となり，また，低すぎると無エコーのように見えることがあるので，近位部と遠位部の心筋および心内膜の輝度が均一になるように調整する必要があります。全体に明るすぎ暗すぎずが原則です。
・STC→超音波は同じエコー源であっても，深さによって減衰します。そのため深い

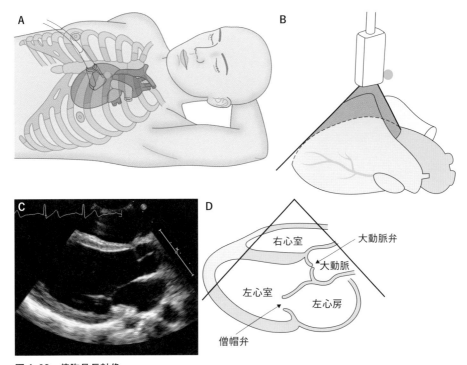

図4-62　傍胸骨長軸像
Aのようにプローブマークを11時方向にアプローチすると，Bで心臓を切ることになりC，Dのような画像が描出される。

ところと浅いところの輝度が同程度になるように調整します。

・フォーカス→通常，特に繊細に確認したい場所のやや下あたりに合わせます。

・ダイナミックレンジ→プリセットごとに最適値が設定されています。

患者体位

● 心エコーの基本体位は左側臥位です。枕をして，左手は腕枕をするような体勢で行います（**図4-62A**）。患者によっては左側臥位になれない場合もあるため，仰臥位で行うことがあります（**図4-63A**）。ただし，一般的に画像は描出しにくくなります。その場合，心窩部からの走査によってよく描出できる場合があります（**図4-63A～D**）。

● やせ型の患者，肺気腫の患者などは心臓が立位心となっていることが多く，左側臥位による通常の体位で画像が描出しにくいことがあります。この場合も仰臥位になり，心窩部からアプローチするとよく見えることがあります。

検査者の位置

● 基本は左側臥位になった患者の背中側のベッド上に座り，患者を抱きかかえるような体勢で行います（**図4-64**）。

● 患者の状態やスペースの問題により，検査者が立位のまま，あるいは患者の正面側

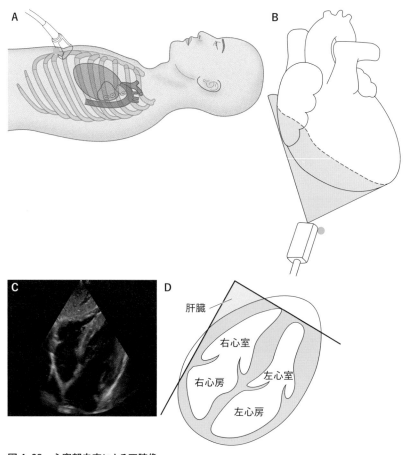

図 4-63　心窩部走査による四腔像
A のようにプローブマークを右側にして心窩部から走査すると，B で心臓を切ることになり，
C，D のような画像が描出される。

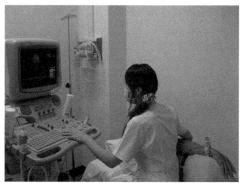

図 4-64　検査室で行う一般的な心エコー検査風景
（GE ヘルスケア・ジャパン株式会社より許可を得て掲載）

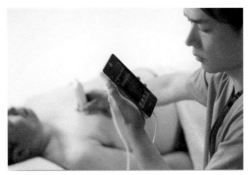

図4-65　プローブと画面の位置関係
（GEヘルスケア・ジャパン株式会社より許可を得て掲載）

からアプローチしなくてはならないこともあります（例えば，人工呼吸器などの機械によって検査スペースが限られている場合など）。

プローブの位置と操作

［検査前の注意事項］

- 服は脱ぐか（**図4-65**），上までしっかりとまくり上げた方が（前開きの病衣ならしっかりと開ける）プローブ操作の邪魔にならず，患者の服にゼリーが付着することも防げます。検査室で行う場合では，ゼリー付着防止のために，服と身体の間にロールペーパーなどを挟むことが多いですが，緊急の場合はその限りではありません。
- ゼリーは超音波を減衰させる空気を遮断するために使用します。身体とプローブに隙間ができないように，ある程度たっぷりと付けましょう。特に痩せている患者は肋骨によってプローブが浮きやすいので多めがよいでしょう。

［プローブの位置（超音波を当てる位置）］

- 心エコーの基本画像は傍胸骨長軸像です。第3〜4肋間の胸骨左縁あたりにプローブを置きます（**図4-62A**）。心窩部走査をする場合は，みぞおちに45°くらいの角度でややめり込ませるようにプローブを潜り込ませます（**図4-63A**）。

［超音波を当てる方向］

- 傍胸骨長軸像では，プローブマークを右肩（11時あたり）に向けます（**図4-62A**）。
- 心窩部走査ではプローブマークを右側（患者の左側）に向けます（**図4-63A**）。
- 下大静脈を観察する際（後述）は心窩部走査において，血管の走行方向にプローブを縦断走査します。プローブマークを上に向けると，画面上では左から右に向かって，下大静脈が右心房に合流する画像が描出されます（**図4-67**参照）。
- 超音波検査ではプローブマーク（**図4-62，63，66**の●プローブマーク）方向が画面の右側になります。

［プローブ操作時の注意］

● ある程度の圧力を加えた方が美しく描出できますが，胸部は肉が少なく，押されると痛いので，あまり強く圧をかけてはいけません（特に肋骨の上では）。

● 必要以上の圧がかからないように，またプローブがズレないように手首あたりと小指球を被検者の体表面に軽く添えて，プローブをしっかり固定して操作しましょう。プローブは先端近くを中指，環指で持ち，母指と示指はプローブの回転操作に使用します。

● 超音波検査はほんの少しのプローブのズレで，描出される画面が全く違ってきます。全ての超音波検査で言えることです。

［プローブ操作の実際］

● 検査室で行う心エコーは，さまざまな画面を描出し，かつ多くの計測をしますが，本書においては，ベッドサイドでスピーディーに観察し，異常がありそうな場合は直ちに医師に連絡することを目的とするため，最小限の観察を行います。

● まずは傍胸骨長軸像を描出。左心室の動き（心室中隔，左室後壁）を観察しましょう（図 4-62・動画 1）。

● そこからプローブを 90° 時計回りに回転させ（図 4-66A，B），左心室と右心室を輪

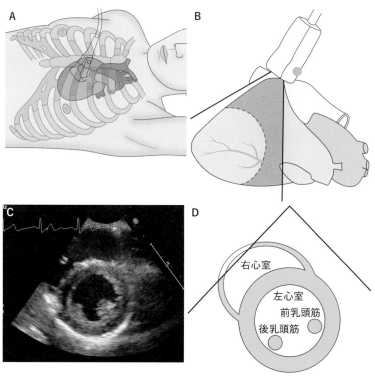

図 4-66　傍胸骨短軸像
図 4-62A，B からプローブを約 90° 時計回転させると，A，B で心臓を切ることになり，C，D のような画像が描出される。

切りにした画像を描出します。これを傍胸骨短軸像といいます（**図4-66C，D・動画2**）。大根を輪切りにして下から見上げたイメージです（心臓では足の方から頭側を見上げた画像）。

- 左心室は心室中隔，左室後壁とも内腔が内側に向けて伸びるように収縮します（**動画1**）。

正常の心臓超音波画像：傍胸骨短軸像

- 左斜め上に右心室，右斜め下に左心室が描出されます。左心室は圧が高いため丸く，右心室は左心室の圧に負けて三日月状に描出されます。左心室は，全体の内腔が内側に向けて伸びるように均等に収縮します（**動画2**）。

正常の心窩部画像

- 下大静脈の径を測定すると右心房の圧が推定できますが，通常は21mm程度までが正常です（**図4-67**）。また，呼吸による血管径の変動がはっきりしており，吸気と呼気では通常50%程度の変動があります。
- 心窩部から心臓を観察した場合，通常は四腔像（左右の心房と左右の心室）が観察されます（**図4-63C，D**）。

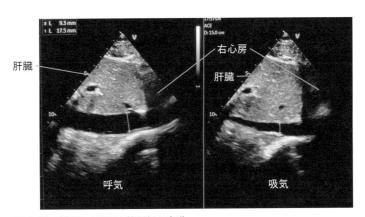

図4-67　呼吸による下大静脈径の変動

狭心症・心筋梗塞の一例

- どの冠動脈が閉塞するかによって，収縮しなくなる心筋が変わります。成書において責任冠動脈と心筋の関係を勉強しておくとよいでしょう。
- 傍胸骨長軸像では，心室中隔と左室後壁いずれも内腔の一部あるいは全体の収縮が減弱したり無収縮となります（**動画3**）。
- 傍胸骨短軸像では，左心室内腔の収縮が一部あるいは全体に減弱したり無収縮となります（**動画4，5**）。

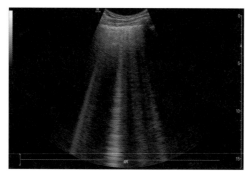

図 4-68　B ライン像

肺塞栓症・肺高血圧症

- 右心室が拡大し，心室中隔が扁平化していないかを確認してください。肺高血圧症や，肺塞栓では右心室に圧がかかり，通常は右心室より圧が高く丸く観察される左心室中隔が扁平化することがあります（**動画6**）。

- 下大静脈は右心系の圧上昇を受けて拡大します。呼吸変動がほとんどなく，血管径が 22 mm 以上に拡大していれば，右心系に何らかの異常を来している可能性があります。

胸水の貯留

- 胸水の貯留は，傍胸骨長軸像を描出した際に深度を深く設定すると，壁側心膜のさらに背側に黒く抜ける無エコーとして確認できる（**動画3**）ほか，肺にプローブを当てたときに，B ラインが現れることがあり，補助診断になります（**図4-68**）。B ラインは立ち込めた雲の隙間から日が差す，「天使のはしご」のような画像のことです。

心嚢液の貯留

- 心嚢液が貯留すると，心筋を直接取り巻く臓側心膜（心外膜）と，それが大血管などで折り返して袋状になっている壁側心膜の間にたまり，重篤な場合では心タンポナーデを併発します。胸水と同じく黒く抜ける無エコーとして描出されます（**動画7**）。

- 胸水と心嚢液は共に黒く抜ける無エコーとなり，壁側心膜の内側か外側かの違いであるため，経験が浅いと間違えやすいです。

（篠田貢一）

頸動脈の観察

　頸部の側面には総頸動脈，内頸静脈といった太い血管が存在しています。血管は黒く写りますので初心者でも容易に観察できます。動脈・静脈の違いも拍動の有無，位置，変形のしやすさなどで区別ができます。本項では，頸部血管の観察の仕方，プラークの形状などについて解説します。

どのようなときに使う？

　頸動脈狭窄により，脳に送られる血流が減少すると，立ちくらみやめまいが現れることがあります。狭窄による血流低下を診断するには，頸部の超音波検査がとても有効です。

超音波機器の設定：画像条件設定と使用するプローブ

- プローブ：使用周波数 7.5〜10 MHz のリニア型プローブを用います。
- 画像調節
- ・ゲイン→血管内腔が黒く（無エコー）血管壁が鮮明に見えるように調整します。
- ・STC→画面全体が均一な明るさになるように調整します。
- ・フォーカス→血管壁にピントを合わせます。プラークを観察するときは，プラークにピントを合わせます。

患者体位（図4-69）

- 枕を外した状態で，仰臥位に寝かせます。
- 観察側の反対側に，患者の頭部を軽く回転させます（正面から約30°）。

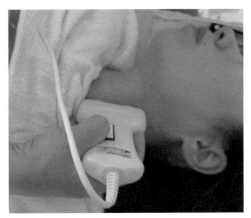

図4-69　患者の体位とプローブの位置
観察側の反対側に頭部を軽く回転させる。

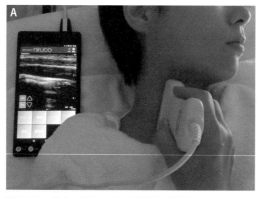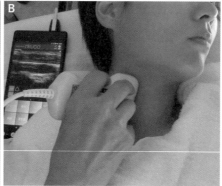

図4-70　前方・側方からの頸動脈の観察
A）前方から観察
B）側方から観察

- 患者の容態が急変する場合もあることを前提に準備しておきます。

検査者の位置

　検査者の腕をスムーズに動かせるよう患者の頸部を配置し，検査ベッドと椅子の高さを調節しておきます。

プローブの位置と操作

［検査前の注意事項］

　ゼリーはプローブに付け，患者の身体には付けないようにします。

［プローブの位置（超音波を当てる位置）］

　左右ともプローブは体表に対して垂直に横断面が観察できるように置きます。甲状軟骨のすぐ外側と胸鎖乳突筋の間に当てます（**図4-69**）。

［プローブ操作］

- 患者に軽く当てて操作します。強く押し付けてはいけません。血管迷走神経反射*を起こしてしまう恐れがあります。
- 頸動脈の前方からと側方からの2方向から観察します（**図4-70**）。
- プローブは鎖骨のすぐ上（頸動脈起始部）から下顎骨の下（内頸動脈と外頸動脈分岐部）まで移動させて観察します（**図4-71，72**）。

＊緊張やストレスなどによる血圧の低下，脈拍の減少などをきたす自律神経反射のこと。失神してしまうこともあります。

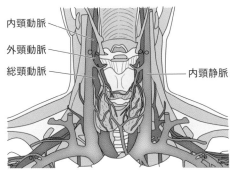

図4-71　頸部血管（図3-2再掲）
内頸静脈は総頸動脈の外側にある。総頸動脈は外頸動脈（顔面に分布）と内頸動脈（脳内に分布）に分岐する。

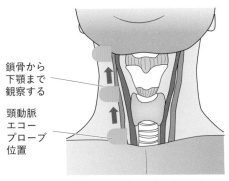

図4-72　頸動脈の観察　プローブを動かす範囲
鎖骨のすぐ上から総頸動脈が内頸動脈と外頸動脈に分かれるところまで観察する。

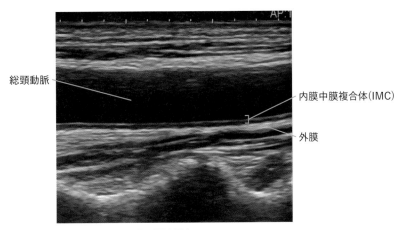

図4-73　正常総頸動脈の画像（縦断像）
血管内腔は黒くなり，血管壁は内膜と中膜が複合体として低エコーで見える。外膜は高エコーに描出される。

正常の頸動脈超音波像（図4-73）

　動脈は，内側から内膜・中膜・外膜の3層構造になっています。しかし，超音波画像では血管内腔（血液が通っているところ）が黒，内膜と中膜の合わさった部分（内膜中膜複合体，intima-media complex，IMC，**図4-74**）が薄い灰色，外膜が白く描出されます。

　観察時，内頸静脈も見えますが，総頸動脈と区別ができない場合は，プローブを軽く皮膚に押してみましょう。へこむのは内頸静脈で，へこまないものは総頸動脈ですので，容易に区別ができます。内頸動脈は脳内へ，外頸動脈は顔面に分布しますが，その区別は外頸動脈が外側にあること，舌動脈や顔面動脈などの血管の分岐が観察できることなどでも区別ができます。

血管内腔

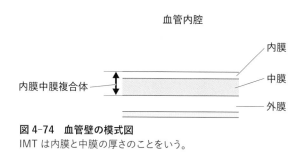

内膜中膜複合体

内膜
中膜
外膜

図 4-74　血管壁の模式図
IMT は内膜と中膜の厚さのことをいう。

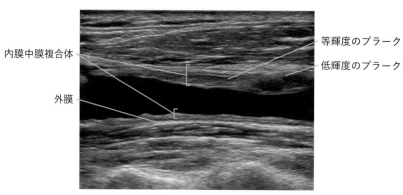

内膜中膜複合体

外膜

等輝度のプラーク
低輝度のプラーク

図 4-75　等輝度および低輝度プラークのある総頸動脈の画像（縦断像）
血管壁に等輝度および低輝度のプラークが観察できる。

動脈硬化した超音波画像（図 4-75）

　動脈硬化の判定には，IMC の厚さ（内膜中膜複合体厚，intima-media thickness，IMT）を計測します。IMC が血管内腔側へ隆起し，その幅が 1.1 mm 以上あった場合，プラークと定義します。これが遊離して脳内へ流れて脳梗塞を起こすことがあります。プラーク内部の性状は，輝度の高いもの，中程度のもの，低いものの 3 つに分類できますので，低輝度のものも見落とさないように注意する必要があります。図 4-75 は等輝度のプラークと低輝度のプラークです。また，プラークには，その一部または全部が心拍に合わせた可動性を有する場合があり，これを可動性プラークと呼びます。

　血管内腔にプラークがたまり狭くなった状態を狭窄といい，高度狭窄例では一過性脳虚血が起こることがあります。プラークのできやすい部位は内頸動脈と外頸動脈の分岐部なので，この部位を特に注意して観察する必要があります。

IMT の計測（図 4-76）

　プラークが厚くなるほど遊離しやすく脳梗塞のリスクが高まるので，プラークの厚

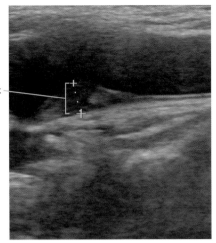

内膜中膜複合体

図 4-76　IMT の計測例（縦断像）
コレステロールなどの塊であるプラークがたまると IMT が増加する。この症例では 3.1 mm の厚さがある。

さを測る必要があります。

　IMT は内膜の内側から中膜の外側までを計測します。内膜は高エコー，中膜は低エコーとなるので，この 2 層を計測し，1.1 mm 以上を異常と判定します。1.5 mm 以上の場合に狭窄率を測定します。

（酒井一由，高井洋次）

甲状腺の観察

甲状腺は甲状軟骨の下方で気管を取り囲むように位置しています。表面にある実質臓器なので，エコーで観察しやすく，腫瘤・嚢胞・肥大なども分かりやすい臓器です。本項では，甲状腺の観察方法とその大きさの計測について解説します。

どのようなときに使う？

特に循環器に原因がないにもかかわらず，息切れ・頻脈・動悸・発汗などの訴えがあり，前頸部の腫れが目立つときは，甲状腺の異常が考えられます。このようなときは，甲状腺を観察しましょう。

超音波機器の設定：画像条件設定と使用するプローブ

- プローブ：体表を観察できる 10 MHz 以上のリニア型プローブを用います。
- 画像調節
- ・ゲイン→画像全体にノイズがなく，明るく見えるように調整します。
- ・STC→画面全体が均一な明るさになるように調整します。
- ・フォーカス→甲状腺の画像が鮮明に見えるように調整します。

患者体位（図4-77）

- 仰臥位に寝かせます。
- 頸部が動かないように枕などを頸部背中側に置き，頸部を十分に伸展させます。
- 右葉と左葉の観察時には，顎を反対側に少し傾けるように指示します。

検査者の位置

腕をスムーズに動かせる位置に患者の頸部がくるように，検査ベッドと椅子の高さを調節しておきます。

プローブの位置と操作

［検査前の注意事項］
- ゼリーはプローブに付け，患者の身体には付けないようにします。
- 観察時はプローブを強く押し付けないようにしましょう。圧をかけ過ぎると，甲状腺の形が変化し，呼吸困難感，咳・嘔吐の誘発につながることがあります。

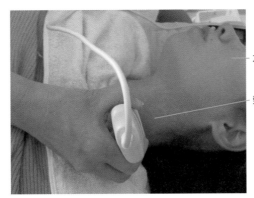

図4-77　患者体位　プローブの位置

左葉を観察するときは，
右を向いてもらう

頸部を十分に伸展させる

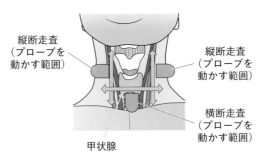

縦断走査
（プローブを
動かす範囲）

縦断走査
（プローブを
動かす範囲）

横断走査
（プローブを
動かす範囲）

甲状腺

図4-78　甲状腺の観察（プローブを動かす範囲）
横断走査と縦断走査で甲状腺の上から下まで，そして
左右両端までプローブを動かし，内部をくまなく観察す
る。

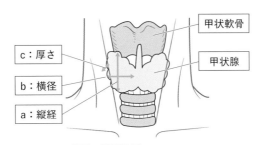

甲状軟骨

甲状腺

c：厚さ

b：横径

a：縦経

図4-79　甲状腺の計測位置

[**プローブ操作の実際**]（図4-78）

　プローブは甲状軟骨の下端から2〜3cmほど下で，身体に対し垂直に当てます。
左右の胸鎖乳突筋の間，甲状軟骨の下に甲状腺があるので，プローブをまず横向きに
して横断走査で全体を観察します。その後，プローブを90度回転させ，縦方向に
し，縦断走査で観察します。

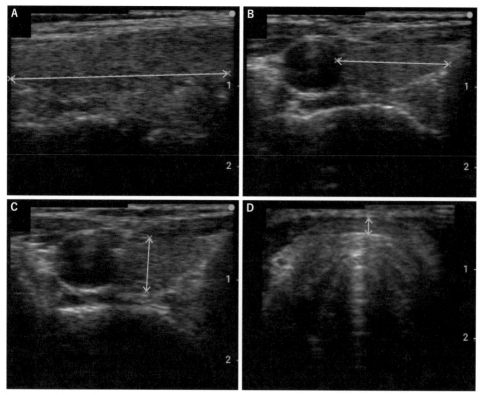

図4-80　甲状腺の計測の例
A）縦径の計測　B）横径の計測　C）厚さの計測　D）峡部の計測
上記甲状腺の計測例
a＝2.8 cm，b＝1.4 cm，c＝0.7 cm，峡部＝0.3 cm
$\pi/6 \times (2.8 \times 1.4 \times 0.7) = 1.43$ cm^3（片側）

甲状腺の大きさの計測（図4-79，80）

甲状腺の大きさは，以下の式で計測します。

$$\pi/6 \times (a \times b \times c)$$
　a：縦径　　b：横径　　c：厚さ

正常甲状腺の大きさは，縦径（a）4〜5 cm，横径（b）2〜4 cm，厚さ（c）1〜2 cm，峡部3 mm です。

正常甲状腺超音波画像（図4-81）

甲状腺は気管と総頸動脈の間にあり，エコー輝度は周囲の筋より高いです。正常甲状腺は右葉，峡部，左葉いずれの部分も内部エコーは均一で，甲状腺の内面はとてもなめらかです。

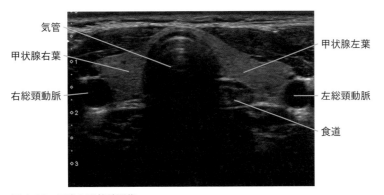

図4-81　正常な甲状腺画像

正常甲状腺の内部エコー輝度は，前頸筋群や胸鎖乳突筋と比較して高く，均質な充実性臓器として描出される。

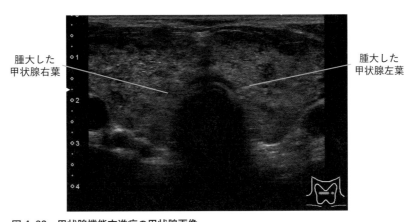

図4-82　甲状腺機能亢進症の甲状腺画像

図4-81の正常図に比べ，全体が大きく，エコー輝度が低くなり，むらがある。血管の怒張も観察できる。

甲状腺機能亢進症（バセドウ病）の超音波画像（図4-82）

　甲状腺機能亢進症では，甲状腺はびまん性に腫大し，内部エコーは不均一で，表面も不整になります。

（酒井一由，高井洋次）

血管確保はセンス？

　静脈留置針による血管確保は一般的に「ルート確保」と呼ばれています。初心者にとって登竜門の１つですが，ベテランの看護師でもうまくいかないことがよくあります。特に緊急の場では，早く血管確保をしなくてはいけないという焦りがある上，高齢者や心肺機能停止（cardiopulmonary arrest, CPA）患者も多く，このような患者の血管は虚脱していることがあり，極めて難易度が高くなります。

　血管弾力が低下する主な原因は，次のようなものが挙げられます。
・循環動態の不良
・コレステロール値が高く，動脈硬化が進んでいる
・栄養状態の不良
・脱水
・高齢者（老化）

神経損傷と症状

　採血と同様，血管確保のリスクとして神経損傷が挙げられます。神経損傷をしない

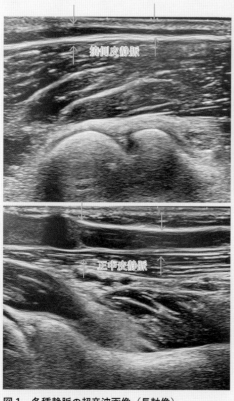
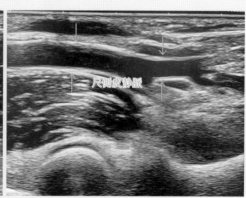
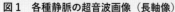

図1　各種静脈の超音波画像（長軸像）

ためには，手関節部のように神経と血管が伴走している部位はできるだけ避けます。以下の症状が出たときは，すぐに処置を止め，神経損傷を避けましょう。

　・穿刺とともに激しい痛みや電気が走った，しびれたという訴えがあったとき
　・留置針を固定した後も痛みが継続しているとき

血管確保のコツ

　血管確保しやすい血管は次のようなものです。

　・まっすぐで太い血管
　・盛り上がって弾力がある血管

　血管確保が困難な場合は，超音波ガイド下で穿刺を行うことは非常に有意義です。皮静脈の深さなどを可視化することで速やかに血管確保できる可能性があります。これにより，何度も失敗して患者に負担をかけることを軽減できます。超音波で血管を観察すると**図1**のように描出されます（長軸像の場合）。

（篠田貢一）

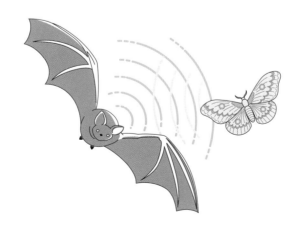

第 5 章

事例とエコー画像から病態を考えてみよう

胸部

- ・症状
  「息が苦しい」「咳が出る」
- ・事例の背景
  80 歳代，女性，脳梗塞
  2，3 日前から 37.0〜37.5℃の微熱あり。体動時に咳嗽が見られ，時々息が苦しそうな表情を見せる。SpO_2 は 92〜95％。呼吸音を聴取すると，断続性の副雑音が聞かれた。
- ・想定される疾患等
  肺炎
- ・エコーでの確認
  確認部位：肺（全体）

手技の説明

- 事例から，呼吸困難（息切れ）の場合は以下の順に原因を確認します。
  ① 気胸の確認：lung sliding（呼吸をしたときに胸膜が左右に動くこと）があれば気胸は否定できます。lung sliding がない場合は気胸の疑いありと判断できます。
  ② さらに A ライン（胸膜と皮膚。プローブとの間の多重反射）と B ライン（臓側胸膜から肺深部に伸びる高輝度線状アーチファクト）の有無の確認で肺疾患を探っていきます。
  ③ A ラインが観察された場合，正常肺だけでなく，気管支喘息発作，肺気腫など肺の含気が過剰な場合にも見られます。
  ④ 両側に B ラインが観察された場合，肺水腫，間質性肺炎などが疑われます。

目的

- 換気の確認
  肺の動きに合わせて臓側胸膜が動くので，呼吸の有無を確認することができます。
- 胸水の確認

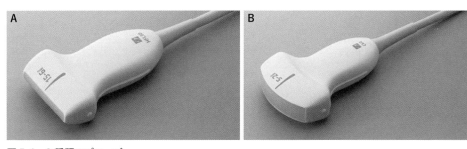

図 5-1　2 種類のプローブ
A) リニア型プローブ
B) コンベックス型プローブ

（写真提供／富士フイルムメディカル株式会社）

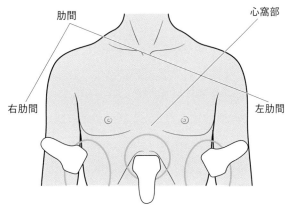

肋間　　　　　　　　心窩部

右肋間　　　　　　　左肋間

図 5-2　プローブを当てる位置（胸部）

患者体位

　仰臥位

使用プローブ

- 呼吸の確認→リニア型プローブ（**図 5-1A**）
- 胸水の確認→コンベックス型プローブ（**図 5-1B**）

プローブを当てる位置（図 5-2）

- 呼吸の確認→胸部の前面と後面について，左右それぞれの肋間に当て胸膜の動きを観察します。
- 胸水の確認→剣状突起直下の心窩部で横向きに当て，肺と横隔膜の間の胸水の有無を確認します。

正常肺の超音波画像

　高輝度の臓側胸膜が，呼吸に合わせて左右に動きます。これを lung sliding といい

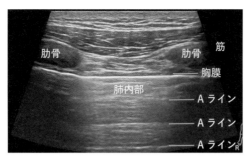

図5-3　正常肺の超音波画像

ます。病変のない健常な肺ではよく動きますが，呼吸機能が悪いと動きも小さくなります。

図5-3に正常肺の超音波画像を示しました。肋骨は黒く写り形態は観察できませんが，肋骨の間隙から肋間筋と胸膜が観察できます。中央の白い横ラインが胸膜で，胸膜までは空気が存在しないので超音波で実像として描出されます。

胸膜より深い部分は，アーチファクト像です。その画像の中にAラインが観察されます。

肺炎，肺水腫のときの超音波画像

肺水腫は，毛細血管から血液の液体成分が肺胞内へ染み出し，肺胞内に水分がたまった状態です。酸素の取り込みが障害され，重症化すると呼吸不全に陥ることがあります。

肺水腫によって胸膜直下小葉に超音波が通りにくい空気と通りやすい水分が混在していると，胸膜下から縦方向に深部まで彗星の尾のように（多重反射アーチファクトという）画像化されます。これをBラインといいます（図5-4）。これは肺水腫の特徴です。

病的な胸水は，肺から臓側胸膜を介して産生され，臓側胸膜と壁側胸膜の間（胸膜腔）にたまります。立位の場合，横隔膜のすぐ上の胸膜洞にたまることが多いです。黒くなっている部分が胸水の貯留を示します（図5-5）。

病態説明

胸水には，主に胸膜の炎症やがんなどによる滲出性胸水と非炎症性の漏出性胸水の2種類があります。

滲出性胸水の原因としては，感染（細菌，結核など），肺がんや胸膜に発生する悪性中皮腫といった腫瘍，関節リウマチといった膠原病による胸膜炎などの炎症が主原因となります。

漏出性胸水は，心不全，肝硬変，ネフローゼ症候群，腎不全などで見られ，肺の病気以外が原因のことが多いです。

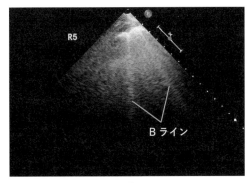

図5-4　肺のBラインの画像

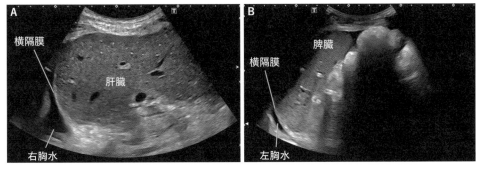

図5-5　胸水の超音波画像
A) 右肋間走査
B) 左肋間走査

（事例：山根友絵，本文：酒井一由，画像：刑部恵介）

腹部

・症状

「おなかが張って苦しい」

・事例の背景

70歳代，男性，大腸がん

数日前より食欲が低下している。排便は見られており，腸蠕動音も聴取可能だが，腹部の張りを訴えている。

・想定される疾患等

腹水

・エコーでの確認

確認部位：腹部

＊打診で腹水を確認することも重要！

手技の説明

事例から，腹部膨満感について以下のように確認していきます。

- 腹部膨満感の原因としては，水分（浮腫・血液），ガス，便，脂肪，腫瘍などがあります。この区別を念頭に超音波機器で観察します。
- 右肋間にプローブを当て，肝臓周囲のモリソン窩周囲，続いて正中部の膀胱周囲のダグラス窩周囲を観察し体液貯留を観察します。
- 腸管の拡張の有無も超音波機器で観察して，便なのか，ガスなのか，腫瘍なのかを確認します。

目的

- 腹水の確認

腹水のたまりやすいモリソン窩，網嚢，ダグラス窩を観察します。

使用プローブ

- 腹水の確認→コンベックス型プローブ
- 腹水が多い場合（深層観察）：3〜5 Hzのコンベックス型プローブ
- 腹水が少ない場合（浅層観察）：5〜9 Hzのリニア型プローブ

プローブを当てる位置 (図5-6)

- 肋間走査（肋骨の間にプローブを置く）→左右横隔膜下腔の観察
- 右肋間走査（右の肋間からやや尾側にプローブを置く）→モリソン窩の観察
- 下腹部正中縦断走査→ダグラス窩の観察

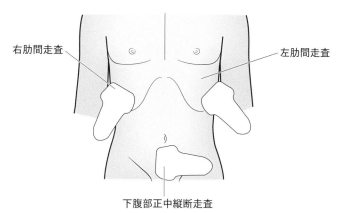

右肋間走査　　　　　　　　　　　左肋間走査

下腹部正中縦断走査

図 5-6　プローブを当てる位置（腹部）

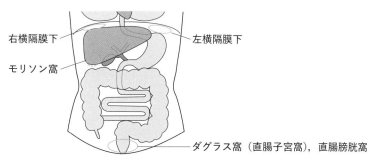

右横隔膜下　　　　　　　　　　　左横隔膜下

モリソン窩

ダグラス窩（直腸子宮窩），直腸膀胱窩

図 5-7　腹水がたまりやすい部位

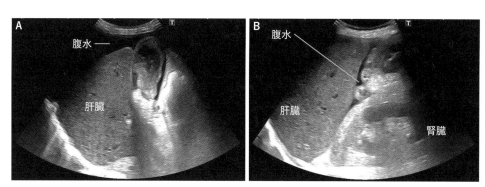

図 5-8　横隔膜下とモリソン窩の腹水
A）右肋間走査（肝臓周囲の腹水）
B）右肋間走査（モリソン窩の腹水）

モリソン窩（図 5-7）

　肝腎陥凹ともいいます。肝臓と右腎臓の間に存在する，腹水などがたまりやすい領域をいいます。仰臥位では右上腹部で最も低い位置となります。黒くなっている部分が腹水の貯留を示します（図 5-8）。

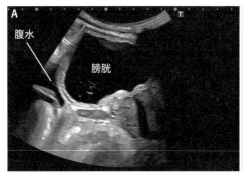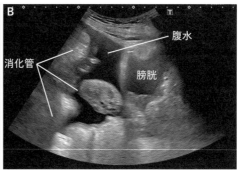

図5-9　ダグラス窩における下腹部走査
A) 腹水：少量
B) 腹水：中等量

ダグラス窩（直腸子宮窩）（図5-7, 9）

　ダグラス窩は直腸と子宮の間にあり，腹腔の最低部となるため，膿などがたまりやすい部位です。女性特有の部位名ですが，男性では直腸膀胱窩がこれに相当し，便宜上，ダグラス窩と呼ぶこともあります。

病態説明

　卵巣がん，大腸がんなどで腹膜に播種性転移が起こると腹水が増加することがあります。

　肝硬変では，肝臓が線維化してしまうので血液が肝臓に入りにくくなり，滞った血液が染み出る形で腹水になります。

（事例：山根友絵，本文：酒井一由，画像：刑部恵介）

下肢①

・症状
「足が腫れている」「足が痛い」
・事例の背景
80 歳代，女性，脊椎圧迫骨折のため入院中
圧迫骨折のため体動時に痛みがあり，食事や排泄はベッド上で行っていた。
左下肢の腫脹が見られ，だるさと痛みを訴えている。
・想定される疾患等
深部静脈血栓症（DVT）
・エコーでの確認
確認部位：骨盤内の総腸骨静脈から下肢のヒラメ静脈まで観察

手技の説明

事例から，下肢の浮腫について以下のように確認していきます。
- 局所性浮腫の原因はいろいろありますが，DVT は超音波機器で診断可能です。
- まず，大腿静脈と膝窩静脈の 2 か所を観察します。可能であれば，下肢全体を観察します。血栓が存在する場合は，健側と比較して静脈径の拡張，血管内部に血栓の画像が見られます。

目的

- 下肢の深部静脈内に形成された血栓の検索（DVT の診断）。

患者体位

- 基本的には仰臥位にします。座位にすると血栓が確認しやすくなる場合があります。
- 下肢静脈は大部分が内側を走行するため，股関節を外旋屈曲の状態にします。

使用プローブ
- 表在静脈→7～12 MHz のリニア型プローブ
- 高度肥満例の深部静脈との合流部→3.5～5 MHz コンベックス型プローブ

プローブを当てる位置（図 5-10）
- 大腿三角（大腿静脈の観察），膝窩部（膝窩静脈の観察），後下腿部，腓腹部（ふくらはぎ）
- 症状が一方しかなくても，比較のために必ず両側検査をします。

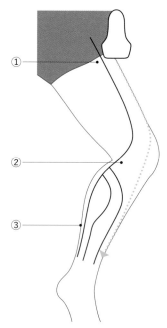

図 5-10　下肢静脈のエコー計測部位
①鼠径部，②膝窩部，③腓腹部の順にプローブを当てる。

正常下肢静脈の超音波画像

● 超音波検査で見られる静脈の特徴です。静脈は独特な性質を持ち，これを観察することで静脈機能を診断に役立てます。

　　→圧迫すると静脈内腔が容易に潰れます。

　　→逆流防止弁が多数存在します。

　　→立位では著明に拡張します。

　　→末梢部を圧迫すると還流速度が増大します。

　　→還流の呼吸性変動が見られます。

安静時評価（図 5-11）

　静脈を短軸（横断）像で確認します。次いで長軸（縦断）像で描出します。カラードプラ法を併用すると観察が容易です。

静脈圧迫法（図 5-12）：compression ultrasonography（CUS）

　プローブで短軸方向に目的静脈を圧迫し，静脈の断面が小さくなるかどうかを見ることで血栓の有無を判定する方法です。大腿部に血栓があれば，直ちにプローブを長軸方向にして，その広がりを観察します。圧迫法で観察しながら膝窩静脈まで連続して評価します。

病態説明

　DVT とは，主に下肢（通常は腓腹部や大腿部）または骨盤の深部静脈で血液が凝固し，血栓ができて血管が詰まる疾患です。DVT は肺塞栓症の第 1 の原因です。DVT

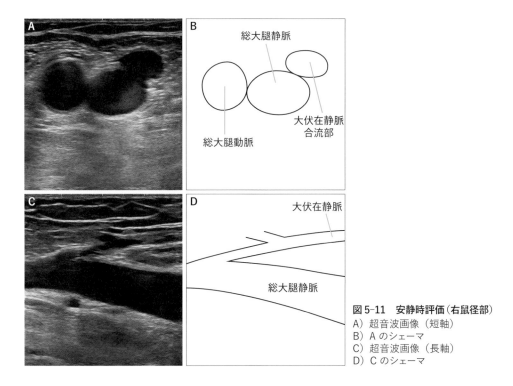

図 5-11　安静時評価（右鼠径部）
A）超音波画像（短軸）
B）A のシェーマ
C）超音波画像（長軸）
D）C のシェーマ

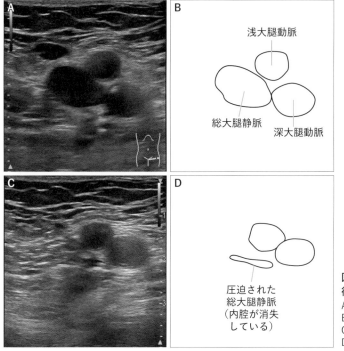

図 5-12　静脈圧迫法（左鼠径部）
A）安静時超音波画像（短軸）
B）A のシェーマ
C）圧迫時超音波画像（短軸）
D）C のシェーマ

は，静脈還流を阻害する病態，内皮の損傷または機能不全を来す病態，または凝固亢進状態を引き起こす病態によって発生します。DVTでよく見られる所見として，圧痛，下肢全体の腫れ，3 cm を超える腓腹部（ふくらはぎ）周径の左右差，圧痕性浮腫，身体表面の側副静脈怒張などがあります。無症状の場合もあります。

静脈血栓は，血液が存在する静脈内腔に血栓像を捉えることができれば診断可能です。

新しい血栓はエコー輝度が低いことが多く，時間経過とともに輝度が高くなります。壁在血栓の一部が石灰化することもあります。

（事例：山根友絵，本文：酒井一由，画像：高井洋次）

下肢②

> ・症状
> 　「足が冷たい」「足が痛い」
> ・事例の背景
> 　60 歳代，男性，高血圧，糖尿病
> 　下肢の冷感があり，歩行時に痛みがあったが，最近は安静にしていても痛み
> 　が見られるようになった。足背動脈を触知すると，右側は触知が困難であっ
> 　た。
> ・想定される疾患等
> 　閉塞性動脈硬化症
> ・エコーでの確認
> 　確認部位：右側総大腿動脈，膝窩動脈

手技の説明

　事例から，下肢の血行状態について以下のように確認していきます。

- 下肢閉塞性動脈硬化症は超音波機器で診断可能です。評価方法は頸動脈の場合と同様です。
- 大腿動脈と膝窩動脈の血管が分岐する部分は血栓がたまりやすいので，注意深く観察します。血管内に内膜中膜複合体の隆起の有無を確認します。

目的

- 下肢の閉塞性動脈硬化症の評価，下肢の動脈壁のプラーク（脂肪からなる粥状動脈硬化巣）の検索。

患者体位

- 基本的には仰臥位にします。大腿部では，動脈は内側を走行するため，股関節を外旋屈曲の状態にします。
- 膝窩動脈を観察する場合は，膝を屈曲します。

使用プローブ

- 通常→7～12 MHz のリニア型プローブ
- 高度肥満例の深部動脈→3.5～5 MHz コンベックス型プローブ

プローブを当てる位置

- 基本的には深部静脈血栓症（DVT）で当てる部位と同一です。
- 鼠径部（大腿動脈から浅大腿動脈と大腿深動脈の分岐部）と膝窩部（膝窩動脈から前脛骨動脈と後脛骨動脈の分岐部）に長軸（縦断）方向に当てます。

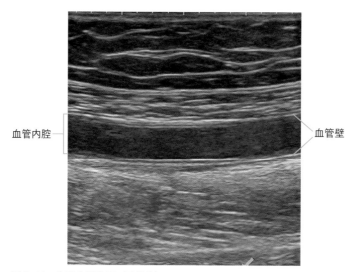

血管内腔

血管壁

図 5-13　右浅大腿動脈（長軸像）
画像の左側が中枢，右側が末梢となる。

- 下肢静脈の DVT 多発部位を観察するのと同様の部位で計測します。
- 症状が一方しかなくても，必ず両側検査します。

　動脈と静脈を区別するポイントは，事例・下肢① (138頁) を参照してください。

　白いライン状に見えるのが血管壁，その間の黒く抜けている部分が血管内腔です。血管壁の内膜中膜複合体は薄く均一です。血管内腔は黒くなっていて，何も観察できません。これは血栓などのない状態です（**図 5-13**）。

　血管径（狭窄，拡張，瘤径），血管壁の状態（プラーク，血栓，潰瘍形成など）で，狭窄病変がある場合は狭窄率を評価します（**図 5-14**）。

病態説明

　閉塞性動脈硬化症は，足の血管の動脈硬化が進み，血管が細くなったり，詰まったりして，十分な血流が保てなくなる疾患です。そのため，血液の流れが悪くなり，歩行時に足のしびれ，痛み，冷たさを感じ，さらに進行すると，安静時にも症状が現れることがあります。

　パルスドプラ法により血流速波形の異常や血流速度の増大を計測し，動脈の狭窄や閉塞の有無を検出します。さらに断層法により，動脈壁の形態学的異常（動脈壁のプラークの有無，壁不整，狭窄率など）を評価することが可能です。

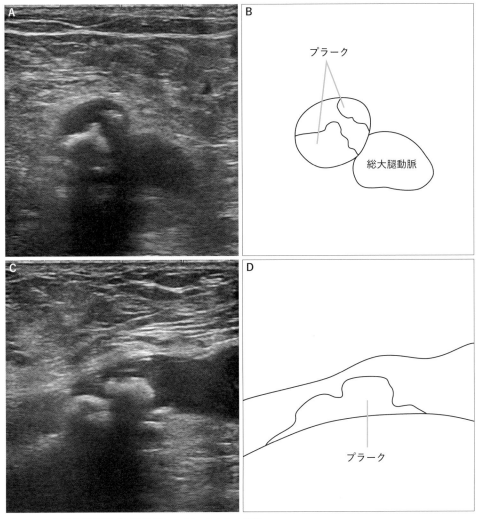

図 5-14　右総大腿動脈（右鼠径部）：プラークのある状態
A）超音波像（短軸）　B）A のシェーマ
C）超音波像（長軸）　D）C のシェーマ

（事例：山根友絵，本文：酒井一由，画像：高井洋次）

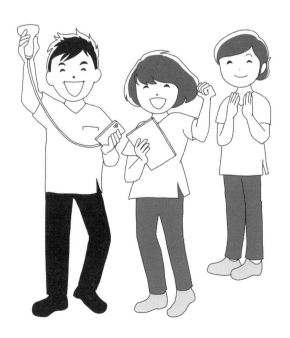

おわりに

　まずは，この「おわりに」に目を通していただいている，「本書」を読まれた皆さんに編集者として，感謝いたします。

　本書は，「はじめにのはじめに」で紹介したように，超音波検査を初めて行う看護師向けに分かりやすく解説することを考慮しました。そのため，発刊までに1年以上の期間をかけて，編集者，執筆者，出版社間で何度も文章やイラスト（シェーマ）・超音波画像の確認作業を行いました。読まれた皆さんが超音波検査に興味を持ち，実際に活用するために必要な知識や手技のポイントが分かりやすく伝わったことを期待しています。

　今後は皆さんが超音波機器を用いてトレーニングされる際に，解説や動画で手技のポイントの復習をしたり，自身が撮影した超音波画像と本書の類似画像を比較して正しく判断したりするために本書を活用していただくことをお勧めします。さらには，臨床で超音波検査を実践し，実践数を増やすことで適切な手技と超音波画像の読み取り能力を確実に修得していただければうれしく思います。

　本書で解説したように，超音波検査は，安全に対象者の体内の状態が把握できるので，看護師としてフィジカルアセスメントを行うための重要なデータを得る方法として活用できます。つまり，従来の視診，触診，打診，聴診などでは把握できなかったデータを得るための重要な方法を，今後は1つ修得することになります。さらには，超音波画像を読み取る能力を修得することで，周囲の看護師，医師や他のコメディカルとディスカッションが対等にできるようになります。

　従来，超音波検査は，空気のある肺への使用は不向きであるとされていました。しかし現在では，胸水や肺炎などの観察に活用されています。また，最近のトピックスであるサルコペニアなどでも，筋肉を評価する手段の1つとして注目されてきています。このように，利用範囲も広がってきた超音波検査は，看護師にとってますます身近な検査方法となります。本書を読まれた皆さんは，時代の流れをつかんだ看護師です。

　最後に，本書をまとめるにあたり，企画から完成までご尽力いただいた医学書院の竹内亜祐子氏，平田里枝子氏，近江友香氏，北原拓也氏に心より感謝いたします。また，画像提供や撮影にご協力いただきました富士フイルムメディカル株式会社様，GEヘルスケア・ジャパン株式会社様，日本シグマックス株式会社様，株式会社坂本モデル様，走査場面やWeb動画でモデルになってくださった皆さんに深く御礼申し上げます。

2023年3月

編集　藤井徹也，野々山孝志

索引